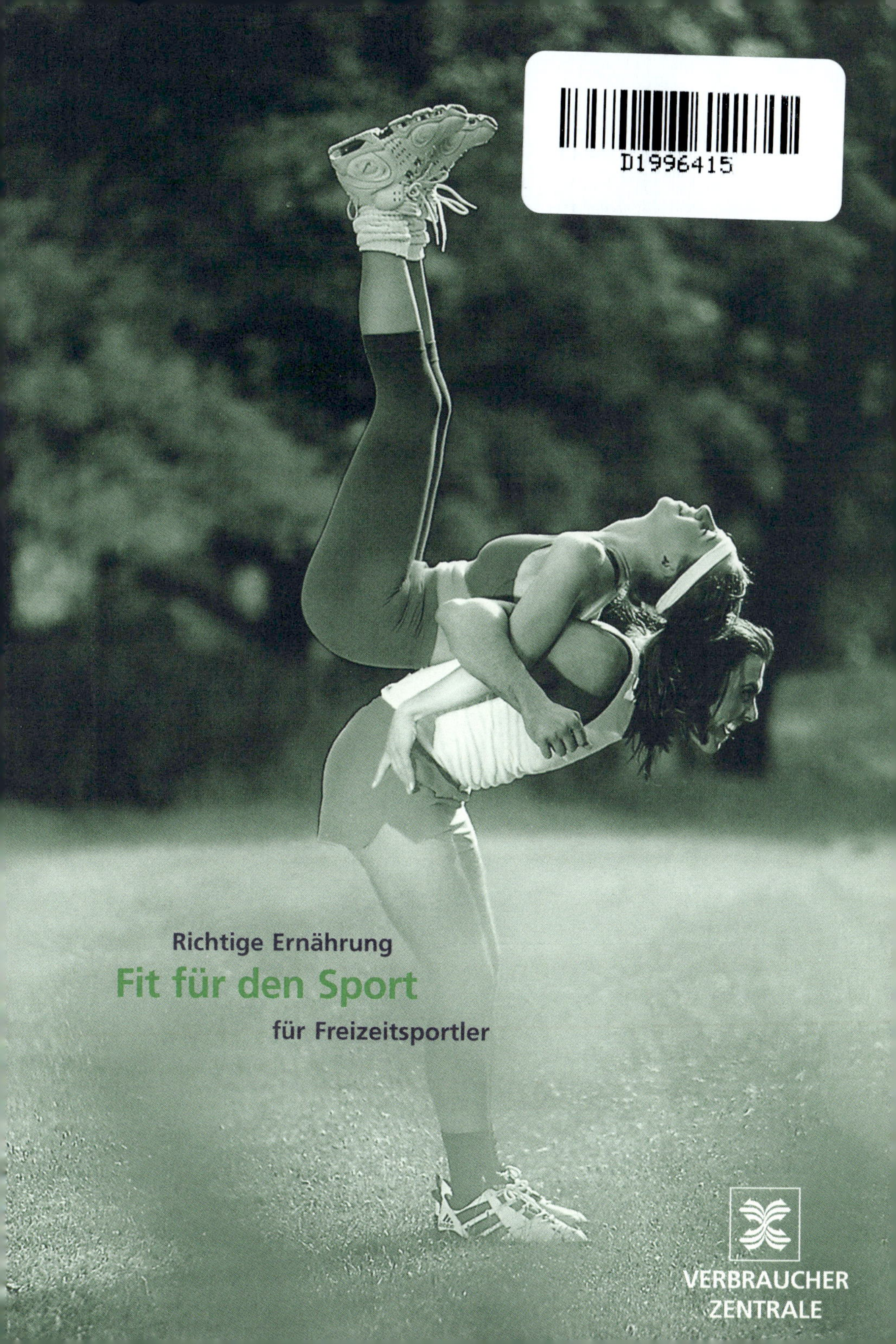

Richtige Ernährung

Fit für den Sport

für Freizeitsportler

VERBRAUCHER
ZENTRALE

Impressum

Herausgeber:

Verbraucherzentrale Bundesverband e.V. (vzbv)
Markgrafenstr. 66 • 10969 Berlin
Tel: (030) 2 58 00-0 • Fax : (030) 2 58 00-218
E-Mail info@vzbv.de

Verbraucher-Zentrale Baden-Württemberg e.V.
Paulinenstraße 47 • 70178 Stuttgart
Telefon (07 11) 66 91-10 • Telefax (07 11) 66 91-50
E-Mail: info@verbraucherzentrale-bawue.de

Verbraucher-Zentrale Hamburg e.V.
Kirchenallee 22 • 20099 Hamburg
Telefon (040) 2 48 32-0 • Telefax (040) 2 48 32-290
E-Mail: info@vzhh.de

Verbraucher-Zentrale Hessen e.V.
Große Friedberger Str. 13-17 • 60313 Frankfurt a.M.
Telefon (0 69) 97 20 10-0 • Telefax (0 69) 97 20 10 50
E-Mail: vzh@verbraucher.de

Verbraucher-Zentrale Niedersachsen e.V.
Herrenstraße 14 • 30159 Hannover
Telefon (05 11) 9 11 96-0 • Telefax (05 11) 9 11 96 10
E-mail: info@vzniedersachsen.de

Verbraucher-Zentrale Nordrhein-Westfalen e.V.
Mintropstraße 27 • 40215 Düsseldorf
Telefon (02 11) 38 09-0 • Telefax (02 11) 38 09-172
E-mail: vz.nrw@vz-nrw.de

Text: Regina Heid, Wolfgang Reuter
Redaktion: Franz Michael Rohm
Lektorat: Ileana von Puttkamer
Gestaltung: HPPR Werbeagentur, Neuss
Fotos ©: HPPR Werbeagentur; Reinhard Eisele, Augsburg; Isabelle Rozenbaum; Paris u.a.
Druck: Schotte GmbH & Co. KG, Krefeld

1. Auflage 2003, 10.000 Exemplare
ISBN: 3-936350-45-0, Printed in Germany

Inhalt

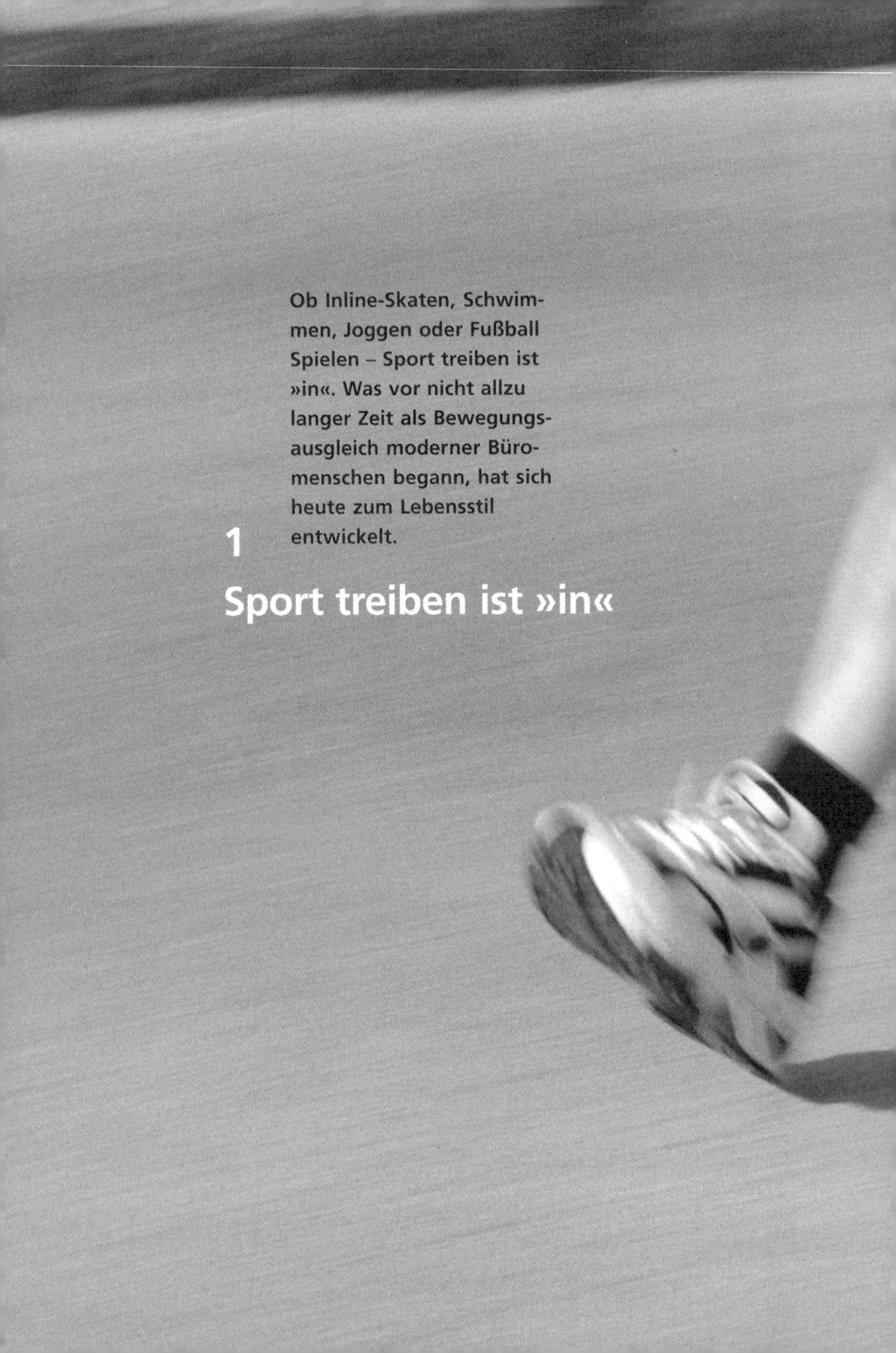

Ob Inline-Skaten, Schwimmen, Joggen oder Fußball Spielen – Sport treiben ist »in«. Was vor nicht allzu langer Zeit als Bewegungsausgleich moderner Büromenschen begann, hat sich heute zum Lebensstil entwickelt.

1 Sport treiben ist »in«

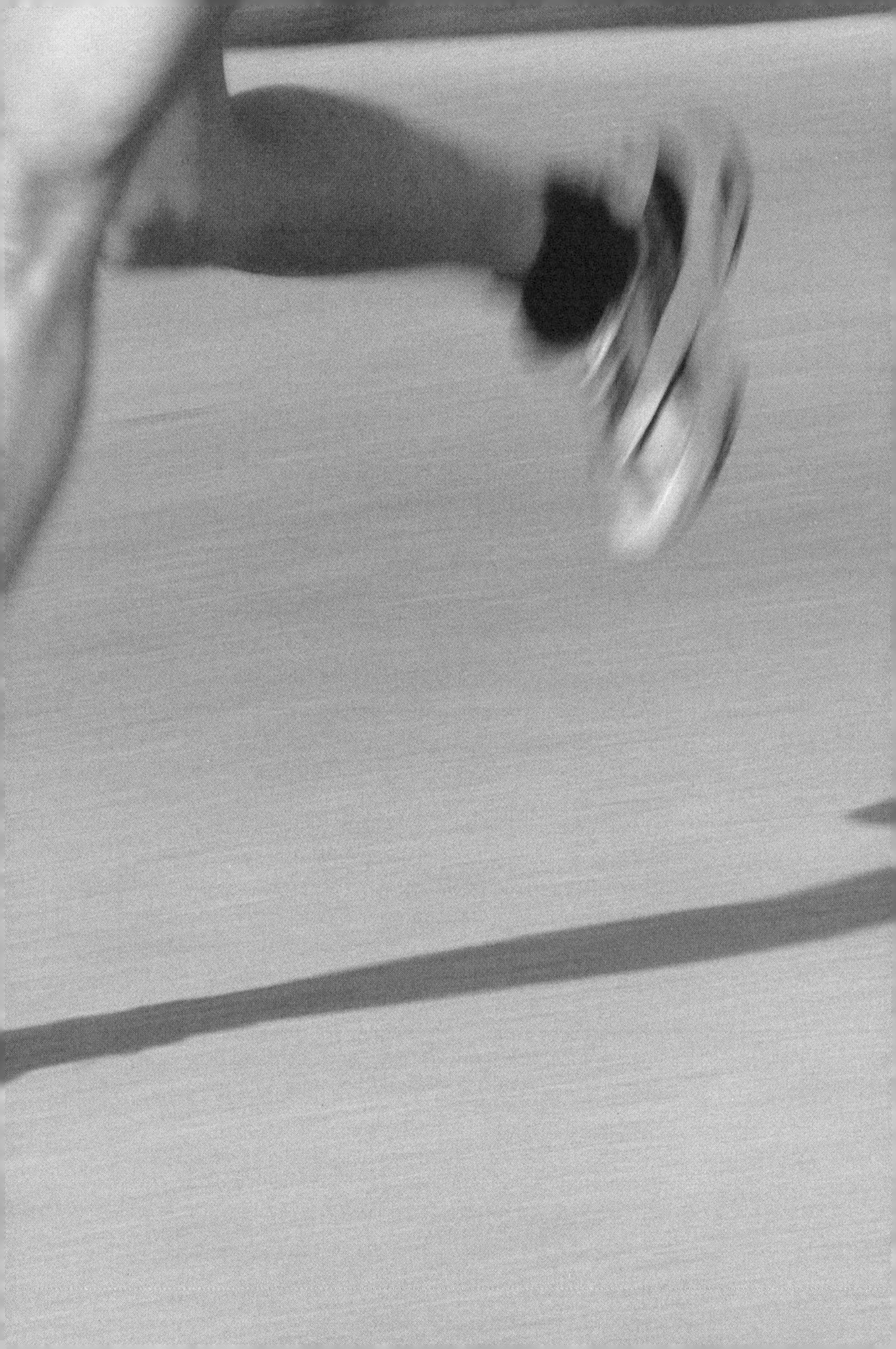

Nach der Formel **fit sein = attraktiv sein = erfolgreich sein** betätigen sich immer mehr Menschen aller Altersgruppen sportlich in ihrer Freizeit. Die große Mehrheit sind Breiten- oder Freizeitsportler. Lediglich 0,05 % der Sport Treibenden können als Hochleistungssportler bezeichnet werden.

Der Markt für spezielle Lebensmittel, Produkte und Präparate für diese Zielgruppen wächst seit Jahren, rund 850 Verschiedene sollen es inzwischen sein.

Viele ambitionierte Freizeitsportler laufen zu Höchstformen auf, gilt es die eigenen sportlichen Leistungen mit Trinkampullen, Kapseln, Tabletten, Pulvern oder Riegeln auf die Spitze zu treiben. Die Bandbreite lässt manches Sportlerherz schneller schlagen: Vitamine, Mineralstoffe, L-Carnitin, Kreatin, Taurin, Aminosäuren, BCAA – einzeln oder als Mischungen – gibt es in allerlei Geschmacksrichtungen, Zusammensetzungen und Angebotsformen zu kaufen. Werbung und positive Berichterstattung in den Medien tragen zum Absatz dieser Produkte bei.

Muskeln sollen »gezielt aufgebaut«, eine »gesteigerte Leistung im Maximalbereich« erzielt, die »Fettverbrennung erhöht«, das »Immunsystem gestärkt« oder eine »schnelle optimale Regenerationsmöglichkeit bewirkt« werden. Ohne zusätzliche Hilfe, so die Werbung, ist keine wirkliche sportliche Leistung machbar. Nur mittels spezieller Produkte sei dies gewährleistet. Die Botschaft lautet verkürzt: Wer zu Nahrungsergänzungsmitteln und Sportlerprodukten greift, kauft sich ein Stück Fitness und hilft seinem Körper.

Unser Ratgeber richtet sich an Breitensportler und -sportlerinnen, die sich fragen, ob sie tatsächlich zusätzliche

Präparate brauchen, wie diese wirken und ob es eine Alternative zu den teils kostspieligen Produkten gibt. Er bietet ihnen die wichtigsten Hintergrundinformationen zu einzelnen Produkten und Produktgruppen auf Basis wissenschaftlicher Beurteilungen und hinterfragt die gängigsten Werbeaussagen des Marktes.

Sie werden feststellen, dass Sie auf die meisten Sporternährungsprodukte problemlos verzichten können.

Weiterhin sagen wir Ihnen, wie Sie mit einer gesunden, gemischten Kost Ihre sportlichen Aktivitäten geschmackvoll, kraftvoll, mit Spaß und kostengünstig genießen können.

Während Leistungs- oder so genannte Spitzensportler in Trainings- und Wettkampfphasen eine auf ihre individuellen körperlichen und sportlichen Aktivitäten angepasste Mahlzeitenzusammensetzung und -folge sowie Flüssigkeitszufuhr benötigen, ist der ernährungsphysiologische Bedarf an den Hauptnährstoffen wie Eiweiß, Fett, Kohlenhydraten aber auch an Vitaminen und Mineralstoffen bei Breitensportlern gegenüber unsportlichen Menschen *nicht höher*.

Begeisterte Freitzeitsportler werden von sich behaupten, sie betrieben ihren Sport wesentlich intensiver als die Hobby-Volleyballmannschaft oder die Laufgruppe und bezeichnen sich als Leistungssportler. Betrachten wir die sportwissenschaftliche Definition der unterschiedlichen Sporttypen.

Sind Sie Breiten- oder Leistungssportler?

Breitensportler sind Personen, deren zusätzlicher Energieverbrauch durch körperliche Aktivität im Wochendurchschnitt 2.000 Kilokalorien nicht überschreitet. Dieser Wert entspricht einem Sieben-km-Lauf jeden zweiten Tag.

Leistungsorientierte Freizeitsportler, die fast täglich ein bis zwei Stunden trainieren und auch an Wettkämpfen teilnehmen, werden als **Leistungssportler** eingestuft.

Als **Ultra-Ausdauerathleten** werden Personen bezeichnet, die täglich mehrere Tausend Kilokalorien zusätzlich zuführen müssen. – Dies sind also Hochleistungssportler, die täglich mehrere Stunden intensiv trainieren.

Zu welcher Gruppe zählen Sie?

2
Woher kommen Kraft und Ausdauer?

In diesem Kapitel werden Sie einiges darüber erfahren, was im Körper vorgeht, wenn er in Bewegung gerät, sei es Laufen, Springen, Werfen oder Schwimmen.

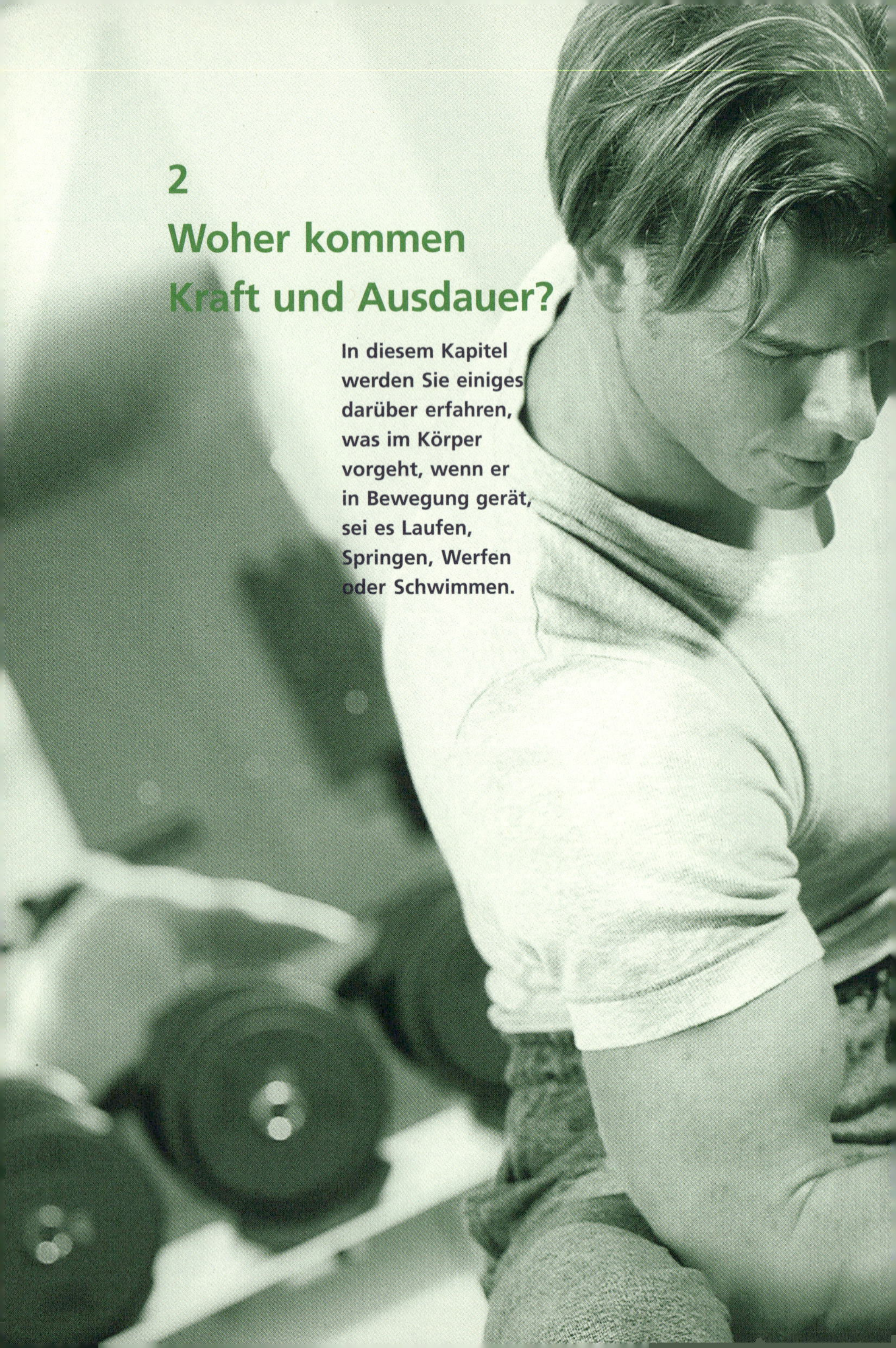

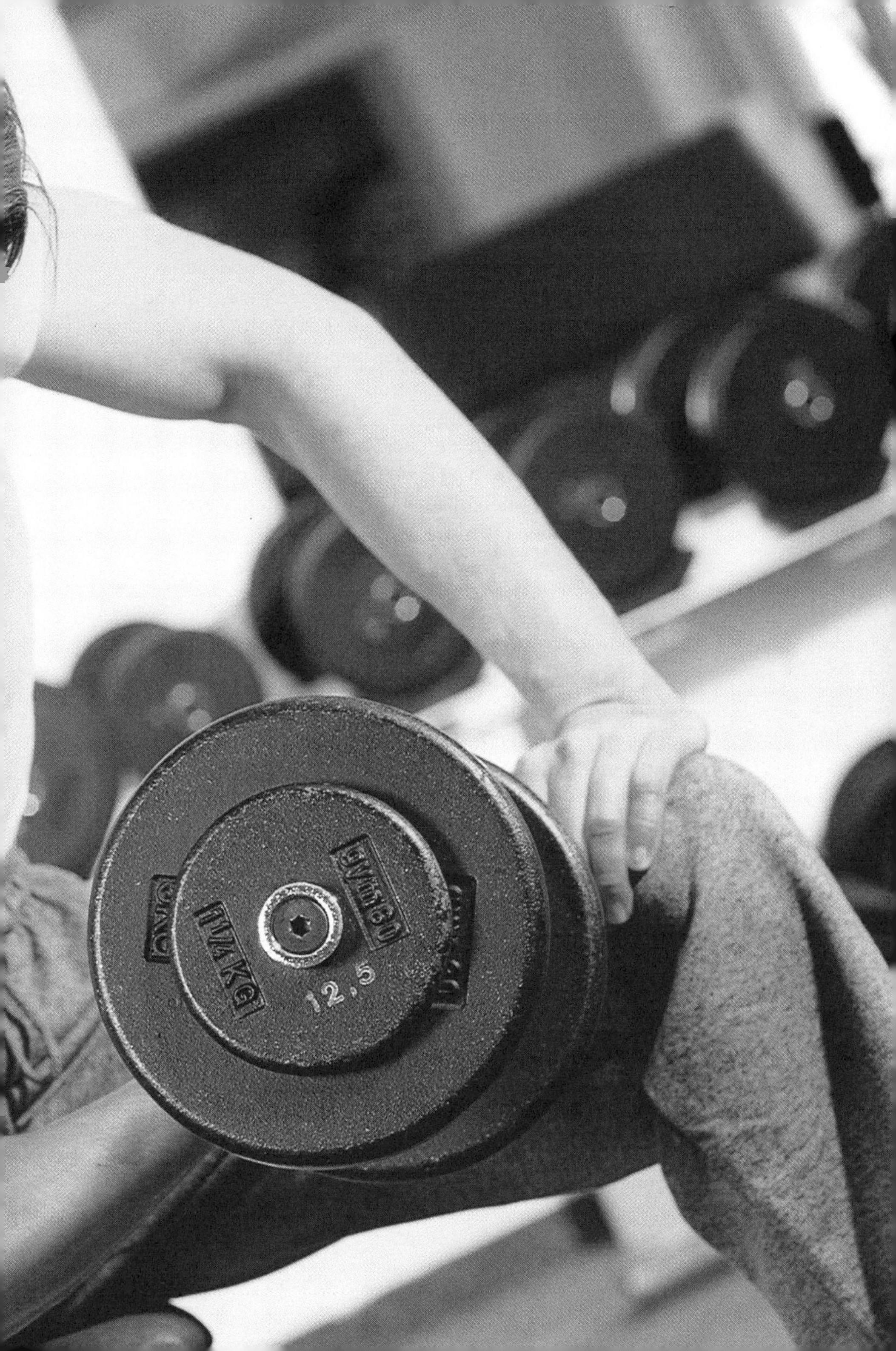
12,5

Auch wenn Sie eher unsere Meinung zu den verschiedenen Sportlerpräparaten und -getränken interessiert und dazu, wie Sie mit einer gesunden Ernährung Ihre sportlichen Ziele erreichen können – haben Sie etwas Geduld und lesen Sie bitte weiter. Unser Anliegen ist, ein Grundverständnis zu schaffen, um Ihnen auch künftig die Bewertung von Produkten oder bestimmte Ernährungsempfehlungen zu erleichtern.

Im Folgenden werden einige Grundlagen dargestellt, die notwendig sind, um die vielen, hochkomplexen Vorgänge verstehen zu können, die im Körper ablaufen, wenn er Leistung bringen muss.

Energiegewinnung – Chemie im Muskel

Damit der Körper die für den Sport notwendige Kraft und Ausdauer bereitstellen kann, benötigt er Energie. Diese gewinnt er aus den drei Nährstoffen Kohlenhydrate, Fette und Eiweiß, die in unserer Nahrung enthalten sind. Über unser Blut werden die Nährstoffe zu den Muskeln transportiert, wo sie »verbrennen«. Dabei entsteht in erster Linie Wärme, die der Körper über die Haut und den Schweiß abgibt, damit er nicht überhitzt.

Daneben entsteht jedoch auch chemische Energie, die zunächst als *Adenosin-Tri-Phosphat* (ATP) gespeichert wird. Wird nun in den Muskeln Energie benötigt, zum Beispiel weil sich der Muskel zusammenzieht, wird von dem ATP ein Phosphatrest abgespalten. Bei diesem Prozess entsteht *Adenosin-Di-Phosphat* (ADP). Das ist die Energie, die für die Muskelkontraktion benötigt wird.

Formel: ATP ./. Phosphatrest ➠ ADP ➠ Energie

Diese Energiebereitstellung reicht nur für wenige Sekunden. Als Nächstes kommt eine energiereichere Substanz, das ***K**reatin**p**hosphat* (KP), ins Spiel. Von dem KP wird ein Phosphatrest abgespalten, welcher das ADP erneut zu ATP umwandelt. Die beiden Energiespeicher ATP und KP liefern je nach sportlicher Aktivität Energie für 5 bis 20 Sekunden. Für einen Kurzstreckenläufer reicht diese Energiebereitstellung gerade noch aus. Für einen Langstreckenläufer allerdings wäre weit vor dem Ziel die »Batterie leer«.

Formel: KP ./. Phosphatrest ➞ ADP + Phosphatrest ➞ ATP

In der Erholungsphase wird Kreatin durch ATP wieder zu Kreatinphosphat umgewandelt.

Durch KP wird ein kleiner, kurzfristiger Kreislauf hergestellt, der in den Erholungsphasen neue Energie herstellt.

Energie aus Kohlenhydraten

Bei länger andauernder Aktivität erfolgt der Ab- und Wiederaufbau von ATP durch den Abbau des Kohlenhydrats Glukose. Der Abbau von Glukose zur ATP-Bereitstellung geschieht sehr effektiv, schnell und liefert viel Energie.

Glukose wird in Form von Glykogen in der Leber und in den Muskeln gespeichert. Bei Bedarf wird das Muskelglykogen in mehreren Stoffwechselprozessen um- und abgebaut.

Geschieht dies ohne Sauerstoff, sprechen wir von einer *anaeroben* Energiegewinnung. Bei Muskelanspannungen von 20 bis 90 Sekunden findet die ATP-Gewinnung auf diesem Wege statt. Dabei wird die Glukose zu Milchsäure abgebaut, die sich zunehmend im Blut konzentriert, was zur Ermüdung des Muskels führt – Beispiel Hochsprung oder 100-Meter-Lauf.

Dauert die Anstrengung länger an, setzt die *aerobe* Energiegewinnung ein, das heißt, es wird Sauerstoff benötigt. Dabei entsteht mehr Energie als bei der anaeroben Gewinnung.

Welche Art der Energiegewinnung eintritt, hängt von der Art und der Dauer der Belastung ab, also ob Sie 100-Meter-Läufer oder -Läuferin sind (anaerobe Gewinnung) oder 5.000 Meter schwimmen (aerob).

Energie aus Fett

Bei hochintensiven Belastungen (zum Beispiel Mittel- und Langstreckenläufe) reichen die Glykogenspeicher nicht mehr aus, der Körper gewinnt nun Energie aus Fett. Dieser Prozess setzt je nach Kondition und Konstitution nach etwa 30 bis 60 Minuten ein. Allerdings ist diese Form der Energiegewinnung unökonomisch: Zwar liefert Fett mehr Energie, aber es wird wesentlich langsamer abgebaut als Kohlenhydrate, zudem ist bei der Fettenergiegewinnung mehr Sauerstoff erforderlich. Sowohl die Sauerstoffaufnahme über die Lunge als auch die Aufnahmemenge an Sauerstoff im Muskel sind aber begrenzt.

Die Energiegewinnung durch Fett ist vor allem bei lang andauernden Belastungen mit niedrigerer oder mittlerer Intensität relevant. Sie ist jedoch weniger effektiv als die aus Kohlenhydraten.

Die Energiebereitstellung erfolgt immer gemischt aus Kohlenhydraten und Fett. Welcher Nährstoff stärker herangezogen wird, hängt von Art und Dauer der Belastung ab.

Glykogenspeicher

Sie wissen nun, auf welchen Wegen der Organismus Energie bereitstellen kann, und dass beim Sport Kohlenhydrate den optimalen Weg der Energiegewinnung darstellen, da sie schnell und effektiv viel Energie liefern.

Kohlenhydrate können im Gegensatz zu Fett nur sehr begrenzt im Organismus gelagert werden. Speicherform der Kohlenhydrate ist **Glykogen,** das in Leber und Muskulatur anzutreffen ist.

Das Leberglykogen reguliert den Blutzuckerspiegel. Dieser ist für die Versorgung der Gehirn- und Nervenzellen mit Zucker als Energiequelle dann wichtig, wenn bei längeren sportlichen Aktivitäten energiezuführende Mahlzeiten ausfallen. Ein stabiler Blutzuckerspiegel ist für die Konzentrations- und Koordinationsfähigkeit wichtig. Dem Gehirn steht ausschließlich diese Energiequelle zur Verfügung, es kann nicht auf Energiegewinnung durch Fett umstellen.

Muskelglykogen dient nur im Muskel als Energielieferant. Während das Leberglykogen den Blutzuckerspielgel reguliert oder das Gehirn versorgt, wird das Muskelglykogen als Energielieferant für den Muskel, in dem es gespeichert ist, herangezogen.

Pro 100 g Muskelgewebe liegt der Glykogengehalt bei ein bis drei Gramm. Im Durchschnitt entspricht dies bei einem Erwachsenen insgesamt etwa 400 g Glykogen. Mit den rund 100 g Leberglykogen stehen so 1.600 bis 2.000 Kilokalorien zur Verfügung. Reicht das Muskelglykogen zur Energiegewinnung nicht mehr aus, muss der Körper Fett als Energielieferant heranziehen. Weil die Belastungsintensität wegen der begrenzten Sauerstoffaufnahme über Lunge und Herz-Kreislaufsystem dabei herabgestuft werden muss, ist diese Art der Energiegewinnung nicht optimal.

Ausreichende Glykogenspeicher sind die beste Energiegrundlage vor allem bei Ausdauersportarten.

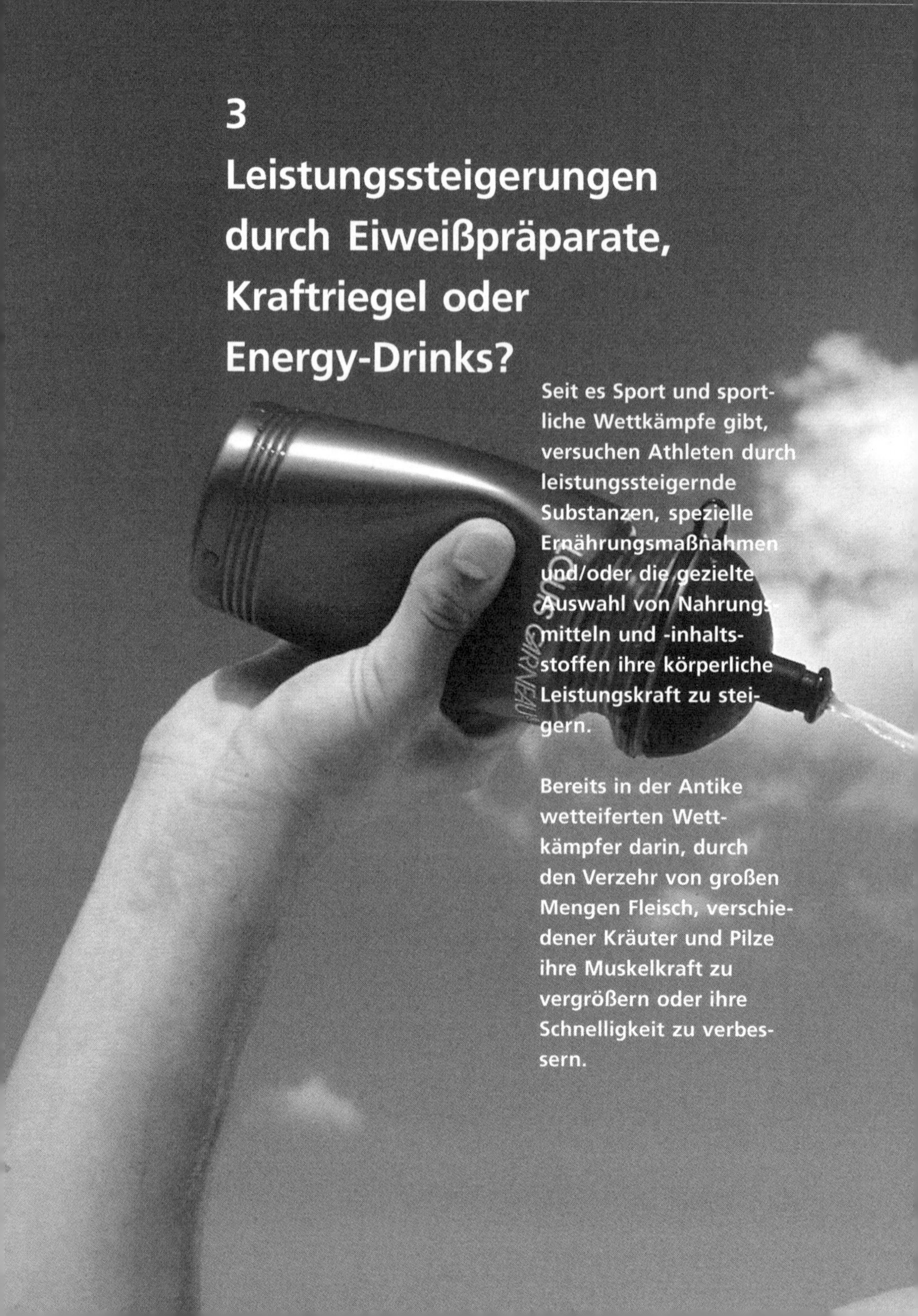

3 Leistungssteigerungen durch Eiweißpräparate, Kraftriegel oder Energy-Drinks?

Seit es Sport und sportliche Wettkämpfe gibt, versuchen Athleten durch leistungssteigernde Substanzen, spezielle Ernährungsmaßnahmen und/oder die gezielte Auswahl von Nahrungsmitteln und -inhaltsstoffen ihre körperliche Leistungskraft zu steigern.

Bereits in der Antike wetteiferten Wettkämpfer darin, durch den Verzehr von großen Mengen Fleisch, verschiedener Kräuter und Pilze ihre Muskelkraft zu vergrößern oder ihre Schnelligkeit zu verbessern.

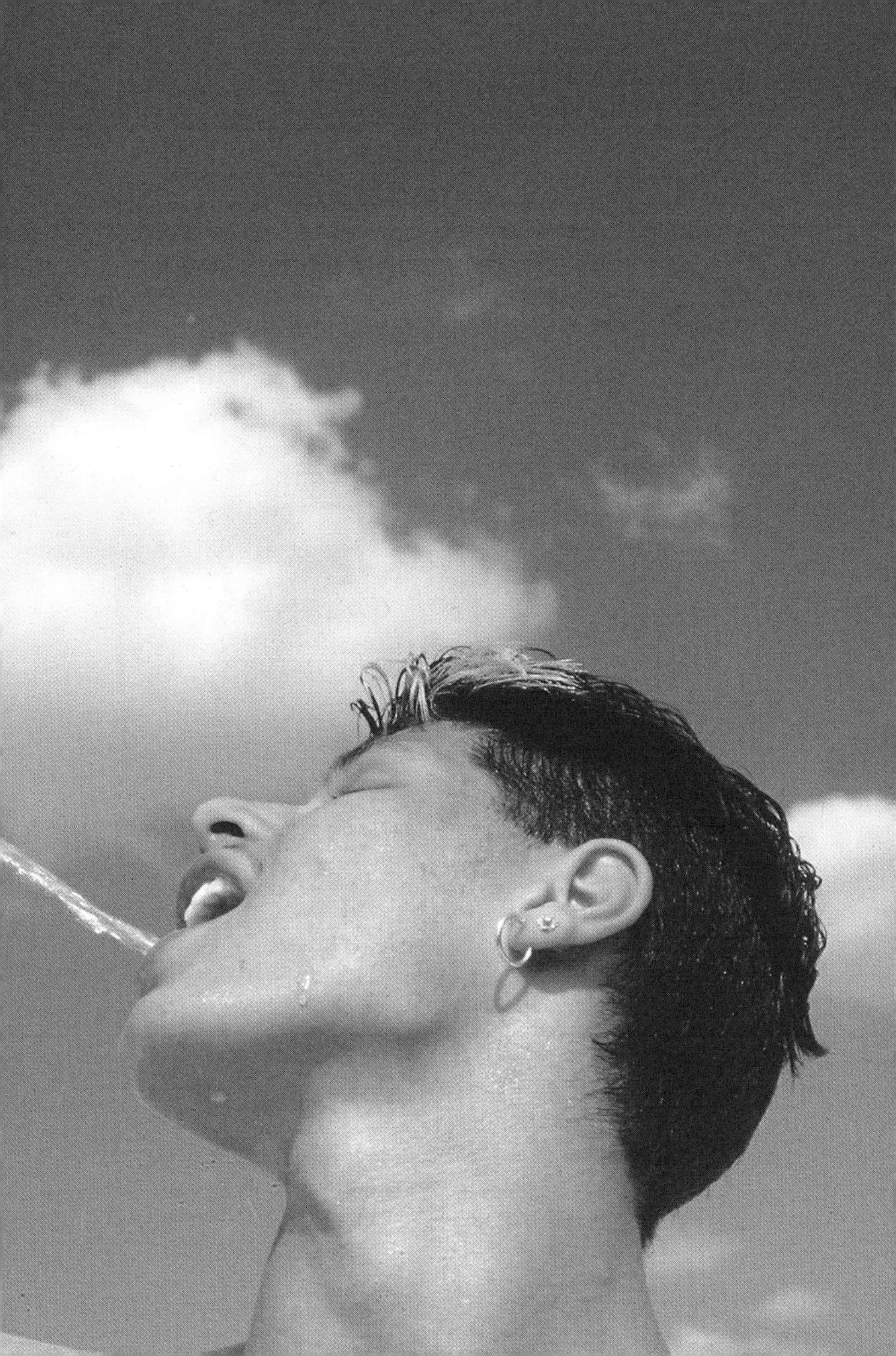

In der heutigen Zeit werden bewusst oder unwissend Gesundheitsschäden in Kauf genommen, um durch die Einnahme verbotener Substanzen die entscheidenden Zentimeter, Zehntelsekunden oder Gramm vor der Konkurrenz zu liegen. Die Einnahme verbotener Substanzen hat sogar in Einzelfällen zum Tod geführt.

Auch im Breitensport hat die Jagd nach leistungssteigernden Mitteln zugenommen. Breitensportler wünschen überwiegend Stoffe, die wie Nährstoffe natürlicherweise in Nahrungsmitteln vorkommen:

- antioxidative Vitamine (zum Beispiel A, C und E),
- Mineralstoffe (zum Beispiel Zink, Magnesium),
- Spurenelemente (zum Beispiel Eisen, Selen, Kupfer),
- Aminosäuren (zum Beispiel Arginin, BCAA, Taurin),
- ungesättigte Fettsäuren (zum Beispiel Omega-3-Fettsäure),
- L-Carnitin, Kreatin usw.

Dies ist eine kleine Auswahl aus der Fülle von Substanzen, durch deren zusätzliche Einnahme sich Sportler Leistungssteigerungen erhoffen. Genau an diesem Punkt setzt auch die Werbung der Hersteller an.

Der Blick auf die Theke im Sportstudio oder Sportfachgeschäft, das Blättern in den Katalogen von Herstellern und die Produkte auf einschlägigen Internet-Seiten zeigen den momentanen Trend: Eiweißpräparate liegen nach wie vor gut im Rennen, ebenso Vitamine und Mineralstoff-Ergänzungen. Daneben machen Kreatin und L-Carnitin einen erheblichen Teil des Angebots aus. Mit weiteren Produkten wie Lecithin, Q-10, Gelatine, Schlankheitsmitteln und ähnlichen Angeboten erhoffen sich die Anbieter einen »Mitnahme-Effekt«: Wer spezielle Produkte zur Sportlerernährung per Katalog oder Mausklick bestellt, legt sich gerne noch dies oder jenes für die Gesundheit in den »Warenkorb«.

Auf den folgenden Seiten

- stellen wir Ihnen die gängigen Produkte und Produktgruppen der Sportlernahrung vor,
- geben Beispiele, mit welchen Werbeversprechen sie von den Anbietern angepriesen werden,
- erläutern Ihnen die tatsächlichen Wirkungen der Substanzen auf die sportliche Leistung und
- machen Sie mit den jeweiligen natürlichen Nahrungsmitteln vertraut.

Eiweißpräparate

Häufig besteht bei Freizeitsportlern die Auffassung, dass ein Aufbau von mehr Muskelmasse und damit ein Kraftzuwachs nur durch zusätzliche Zufuhr von Eiweiß (Proteinen) möglich sei. Den größten »Erfolg« versprechen angeblich Proteinpräparate oder -konzentrate.

Die Anbieter dieser Produkte fördern diesen Glauben mit ihren Werbeaussagen:

- »Die neue Dimension im Muskelaufbau«
- »... der Masseaufbauer als Superpaket«
- »Hochwertiges Mehrkomponenten-Muskelaufbau-Protein«
- »4 mal mehr Eiweiß als ein Steak – da kommen auch Vegetarier, die ihren Muskelaufbau forcieren wollen, nicht zu kurz«.

Wie viel Eiweiß brauchen Freizeitsportler?

Die Deutsche Gesellschaft für Ernährung (DGE) empfiehlt für Erwachsene eine tägliche Proteinzufuhr von 0,8 g je Kilogramm Körpergewicht. Das heißt, für einen erwachsenen Mann von zum Beispiel 70 kg werden täglich 56 g Eiweiß angesetzt. Dabei ist zu berücksichtigen, dass die Empfehlungen der DGE zur Nahrungszufuhr jeweils »Sicherheitszuschläge« enthalten. Damit soll sichergestellt werden, dass auch bei Personen in besonderen Lebensumständen eine ausreichende Nährstoffversorgung gewährleistet ist.

Im Ernährungsbericht 2000 konstatiert die Deutsche Gesellschaft für Ernährung, dass die Zufuhr von Protein in allen Altersgruppen bei beiden Geschlechtern seit vielen Jahren deutlich die empfohlenen Werte übersteigt. Der aktuelle Wert liegt bei durchschnittlich 1,2 g je Kilogramm Körpergewicht. Unser 70 kg schwerer Beispiel-Mann nimmt so täglich im Durchschnitt 84 g Eiweiß zu sich. Dieser Wert überschreitet die Empfehlung der dge damit um 50 %! Grund dafür ist vor allem der zu hohe Konsum tierischer Lebensmittel.

Zusätzliche Proteinzufuhr nicht nötig

Bis vor etwa zehn Jahren lagen die Empfehlungen der Fachleute für die Eiweißzufuhr bei Sportlern bei vier Gramm je Kilogramm Körpergewicht.

Heute wird davon ausgegangen, dass zumindest Freizeit- und Breitensportler keinen höheren Eiweißbedarf haben als nicht Sport treibende Menschen!

Ein wichtiger Punkt: Wer sich viel bewegt oder körperlich anstrengt, verbraucht mehr Energie. Der höhere Energieverbrauch bewirkt einen größeren Appetit und Hunger. Es wird mehr gegessen, damit steigt automatisch die Zufuhr an Eiweiß und anderen Nährstoffen.

Eiweiß für den Muskelaufbau?

An dieser Stelle gilt es, mit einem Mythos aufzuräumen. Er lautet: Um Muskulatur aufzubauen, muss mehr Eiweiß aufgenommen werden als der Körper normalerweise benötigt. Um Muskeln zu stärken oder aufzubauen, bedarf es eines regelmäßigen und intensiven Trainings – daran führt kein Weg vorbei.

Es bleibt immer noch die Frage, ob es mit zusätzlichen Proteinpräparaten vielleicht leichter oder schneller geht.

Ein 70 kg schwerer Sportler möchte in einem Jahr zwei Kilogramm Muskelmasse zulegen (was bei einem intensiven Training ein realistisches Ziel ist). Wie viel Protein wäre dafür pro Tag erforderlich? *Muskeln bestehen nur zu etwa 20 % aus Protein, aber zu rund 80 % aus Wasser!* Für die zusätzlichen zwei Kilogramm Muskulatur wären im Jahr also 400 g Eiweiß erforderlich (20 % von 2 kg). 400 (g) geteilt durch 365 Tage ergibt 1,1 g *zusätzliches* Protein pro Tag. Diese 1,1 g wiederum geteilt durch 70 (das Körpergewicht des Sportlers) ergeben 0,02 g Protein je Kilogramm Körpergewicht, die für den erwünschten Muskelaufbau *zusätzlich* erforderlich wären.

Erinnern wir uns: Die Empfehlung der Deutschen Gesellschaft für Ernährung für erwachsene Menschen liegt bei 0,8 g je Kilogramm Körpergewicht pro Tag. Zumindest für Breiten- und Freizeitsportler wird kein höherer Bedarf angenommen. Die tägliche Proteinzufuhr liegt derzeit bei durchschnittlich 1,2 g je Kilogramm Körpergewicht.

Dieser »Überschuss« lässt reichlich Spielraum für die Bildung von Muskeln.

Spezielle Proteinpräparate sind nicht erforderlich!

Zu viel Eiweiß kann schaden

Wenn die Zufuhr von Proteinen schon nicht hilft, kann zu viel Eiweiß schaden? Diese Frage wird in der Wissenschaft eindeutig bejaht. Überschüssiges Eiweiß wird vom Körper »verstoffwechselt«. Dabei fallen unterschiedliche Stoffe an. Einer davon, der Harnstoff, belastet durch die erhöhte Harnstoffausscheidung die Nieren. Ob diese Mehrbelastung Nierenschädigungen hervorrufen kann, wird zurzeit von der Wissenschaft diskutiert. Die Deutsche Gesellschaft für Ernährung empfiehlt mindestens 2,5 Liter pro Tag zu trinken (siehe Seite 90 ff.) und aus Sicherheitsgründen eine maximale Zufuhr von 2,0 g Protein pro Kilogramm Körpergewicht.

Vegetarier decken ihren Eiweißbedarf auch ab

Wer auf Fleisch oder tierische Produkte verzichtet, kann den Eiweißbedarf aus pflanzlichen Lebensmitteln wie Getreide- und Vollkornprodukte, Kartoffeln sowie Hülsenfrüchten decken. Auch wenn tierisches Eiweiß *hochwertiger* ist, kann die Kombination verschiedener pflanzlicher Produkte bei der Essensplanung die Ausnutzung im Körper erhöhen.

Der Verzicht auf tierische Produkte hat den Vorteil, dass Sie weniger unerwünschte Begleitstoffe wie Cholesterin und Purine zu sich nehmen. Ein Zuviel an Cholesterin ist ein Risikofaktor für die Entstehung von Herz-Kreislauferkrankungen. Ein langandauernde und überhöhte Purinaufnahme kann zu Gicht führen.

Ein Verzicht auf Proteinprodukte

- bringt Freizeitsportlern keine Nachteile,
- vermeidet gesundheitliche Risiken und
- spart eine Menge Geld.

Eine ausgewogene Ernährung, die vor allem auch viele pflanzliche Lebensmittel umfasst, liefert alles, was ein sportlicher Körper benötigt (siehe Seite 90 ff.)!

Kraftriegel – schnelle Energiespender?

Als Kraft-, Energie-, Sportler- oder auch Powerriegel sind sie bekannt, als »Energiespender« werden sie beworben. Es stellt sich die Frage: Was ist drin in den Riegeln und was ist dran an den Versprechen?

- »Riegel mit 27 % hochwertigem Protein, Kohlenhydraten und Vitaminen für die schnelle Versorgung mit Energie, Aufbaustoffen und wenig Fett«;
- »Geballte Energie und Kraft, die schmeckt«;
- »... eignet sich vor, während und nach sportlichen Leistungen als langanhaltender, gesunder Energielieferant«.

Das sind einige Beispiele, mit denen für die Wirksamkeit der Kraftriegel geworben wird.

Eine Untersuchung der Stiftung Warentest (Ausgabe »test« 4/00) bei 17 verschiedenen Riegeln für den Freizeit- und Sportbereich brachte folgende Ergebnisse:

- In der Regel waren die Riegel zwischen 30 und 50 g schwer. Mit rund 200 Kilokalorien liefern sie so viel Energie, wie für eine Zwischenmahlzeit empfohlen wird.
- Der Kohlenhydratgehalt variierte zwischen 43 und 73 %. Empfehlenswert sind ein Anteil von 55 bis 60 % Kohlenhydrate an der Kalorienmenge, die täglich aufgenommen wird.
- Der Zuckeranteil sollte nicht mehr als die Hälfte der Kohlenhydrate ausmachen.
- Einige Produkte erwiesen sich als wahre »Fettriegel«. Die Fettzufuhr ist ohnehin zu hoch.
- Beim Eiweißgehalt zeigten sich ebenfalls Unterschiede. Zwischen vier und 19 g Eiweiß pro 100 g Riegel konnten nachgewiesen werden. Ein »Ausreißer« brachte es auf mehr als 30 g. Die Eiweißzufuhr ist ohnehin zu hoch.
- Auch die zugesetzten Vitamine und Mineralstoffe machen solche Riegel nicht gesünder.

> Fazit der Stiftung Warentest: »Eine Banane ist optimal. Sie enthält etwa 120 Kilokalorien, jede Menge Kohlenhydrate und Mineralstoffe. Außerdem ist sie hygienisch verpackt und leicht zu 'öffnen'«.

Sollte die sportliche Aktivität bei gleichzeitig hohem Energieumsatz länger andauern, kann ein sinnvoll zusammengesetzter Riegel durchaus eine zweckmäßige und schnell verfügbare Energiequelle sein. Vor dem Kauf sollten Sie aber unbedingt einen Blick auf die Zutatenliste werfen.

Von den untersuchten Riegeln wurden nur drei von der Stiftung Warentest hinsichtlich der Grundnährstoffe als »günstig zusammengesetzt« bewertet.

Der Gehalt der Grundnährstoffe variierte bei

■ Fett	von 3,8 bis 11,5 g,
■ Kohlenhydraten	von 55 bis 66 g,
davon Zucker	von 24 bis 37 g,
■ Eiweiß	von 12,5 bis 16 g.

(Anteil jeweils in Gramm je 100 g Riegel)

Wer zwischendurch eine Pause einlegen kann, dem liefern Milchprodukte, ein Vollkornbrot mit fettarmem Käse oder ein paar Vollkornkekse die verbrauchte Energie gesund zurück.

Der Biss in den Riegel nach einem Besuch im Fitness-Studio ist hingegen überflüssig. Und bei Preisen von bis zu drei Euro pro Riegel wird die vermeintliche »Power« teuer erkauft.

Leistungssteigernde Substanzen – mehr Energiereserven?

Neben den schon genannten »Power-Substanzen« finden sich zusätzliche vermeintlich leistungssteigernde Stoffe im Angebot.

Ergogene Substanzen

Abgeleitet aus den griechischen Worten *ergon* (Arbeit) und *gennan* (produzieren) bezeichnet der Arbeitskreis »Sport und Ernährung« der Deutschen Gesellschaft für Ernährung (DGE) solche Substanzen als »ergogen«, deren Verwendung dazu führen soll, Energiereserven zu vergrößern, die Energie-Produktionsrate zu erhöhen, Muskelgewebe zu vermehren und sportbedingte Zellschäden zu reparieren.

Zu den ergogenen Substanzen zählen zum Beispiel

- Kreatin,
- L-Carnitin,
- verschiedene Aminosäuren (wie Arginin, Ornithin, Glutamin, Tryptophan),
- BCAA (Branched Chain Amino Acids – verzweigtkettige Aminosäuren),
- CLA (Conjugated Linoleic Acid – konjugierte Linolsäure),
- Taurin,
- Koffein, Guarana,
- Phosphatsalze,
- Alkalisalze,
- Coenzym Q 10.

Kreatin

Justus von Liebig wies 1847 erstmals die Verbindung Kreatin (griech.: creas = Fleisch) in Fleisch nach. Sie besteht aus den Aminosäuren Arginin, Glycin und Methionin. Der menschliche Organismus stellt Kreatin fast ausschließlich in Leber, Niere und Bauchspeicheldrüse her. Im Muskel kann Kreatin nur gespeichert, nicht aber gebildet werden. Rund zwei Gramm Kreatin täglich benötigt der Mensch, ein Gramm wird vom Körper gebildet, der Rest über Lebensmittel aufgenommen. Der Gesamtbestand eines gesunden Erwachsenen wird auf 120 g geschätzt.

Kreatin ist eine Schlüsselsubstanz im Energiestoffwechsel der Muskeln, der für eine kurzzeitige Regeneration bestimmter Energievorräte wichtig ist.

Vorkommen in Lebensmitteln

Besonders reich an Kreatin sind Fleisch mit fünf Gramm pro Kilogramm und Fisch mit zwei bis zehn Gramm pro Kilogramm. Pflanzliche Lebensmittel, Milch und Milchprodukte enthalten nur geringe Mengen.

Wirkung mit Nebenwirkung im Sport

Nur bei wiederholten hoch intensiven Leistungen soll sich eine Erhöhung der Leistungsfähigkeit bei Kreatineinnahme zeigen. Keinerlei Wirkung ließ sich bei Ausdauersportarten feststellen, da dabei die Energiebereitstellung durch Zucker- und Fettverbrennung erfolgt. Auch unter hoher Belastung reichen die körpereigene Synthese und ausgewogene Ernährung aus, den Verlust an Kreatin zu kompensieren. Inwieweit Kreatin einer Ermüdung vorbeugt, ist nicht bekannt.

Die Einnahme von Kreatin bewirkt eine Zunahme des Körpergewichts von durchschnittlich zwei Kilogramm. Diese ist nachgewiesenermaßen nicht auf Eiweiß- sondern auf eine Wassereinlagerung in der Muskulatur zurückzuführen. Kurzzeitig können Durchfälle und Erbrechen auftreten. Aufgrund möglicher Nebenwirkungen durch Kreatinergänzungen wie zum Beispiel erhöhtes Spannungsgefühl der Muskulatur, Krampfneigung und erhöhte muskuläre Verletzungsgefahr plädieren Experten für die Aufnahme von Kreatin in die Dopingliste. Bislang liegen keine kontrollierten Langzeitstudien vor, die eine völlige Unbedenklichkeit garantieren.

Beispiele für Werbung

Die Werbung versucht uns Kreatin »schmackhaft« zu machen:

- »Der Wettkampf-Turbo der Profis: Creatine, reine Muskelenergie«
- »Zum Auffüllen des Creatinspeichers in der Muskelzelle, für gesteigerte Leistung im Maximalbereich«
- »Mikrofein vermahlene Kreatin-Kristalle (also kein Zähneknirschen) ideal zum Mixen, für optimale Resorption«.

Preisbeispiele

Die Kosten für das Produkt sind beträchtlich:
zum Beispiel: 60 Kapseln zu 500 mg für 14,90 € oder 500 g Kreatin-Instantpulver für 12,50 € (0,5 l angerührtes Getränk enthält 5 g Kreatin und kostet etwa 1,25 €).

Kreatin ist der zurzeit wohl populärste Wirkstoff, der leistungsfördernd wirken soll. Da wissenschaftliche Studien zeigen, dass lediglich bei 50 % der Versuchspersonen nach Kreatingaben die Konzentrationen in den Muskeln stiegen, sich gleichzeitig das Verletzungsrisiko erhöht und andere Nebenwirkungen auftreten können, ist von Kreatin-Präparaten abzuraten.

L-Carnitin

L-Carnitin (lat.: carno, carnis = Fleisch) wurde erstmals 1905 von russischen Forschern entdeckt und konnte aus Fleischextrakt isoliert werden. Es wird aus den beiden Aminosäuren Lysin und Methionin im menschlichen Organismus in Leber, Niere und Gehirn gebildet. Für die Bildung sind unter anderem die Vitamine C, B_6 und Niacin sowie der Mineralstoff Eisen notwendig. Biologisch wirksam ist nur die L-Form (linksdrehend). Pro Tag bildet der Körper rund 16 mg L-Carnitin, dies reicht für den Bedarf. Über die Nahrung werden etwa 32 mg aufgenommen. L-Carnitin dient als Transportmittel für langkettige Fettsäuren in die Mitochondrien (Kraftwerke der Zellen), ohne dabei selbst verbraucht zu werden.

Vorkommen in Lebensmitteln

L-Carnitin kommt in Fleisch vor: in Rindfleisch 70 mg/100 g, in Schweinefleisch 30 mg/100 g und in Schaffleisch 210 mg/100 g. Milch und Milcherzeugnisse, Eier, Vollkornprodukte, Gemüse und Obst enthalten nur geringe Mengen an L-Carnitin.

Wirkung im Sport

Es existieren zwar Untersuchungen, die Wirkungen auf die Leistungsfähigkeit nachweisen, diese sind aus wissenschaftlicher Sicht aber methodisch nicht haltbar oder widersprüchlich. Gut kontrollierte Studien lassen nach Angaben der Deutschen Gesellschaft für Ernährung keine Verbesserung von Leistungsparametern durch die Einnahme von L-Carnitin erkennen. Ein sportbedingter Mangel an L-Carnitin konnte nicht festgestellt werden. Allerdings führt die längerfristige, regelmäßige Einnahme von L-Carnitin-Produkten zu einer Abnahme der körpereigenen L-Carnitin-Produktion. Nicht belegen ließ sich die vielfach postulierte Behauptung, L-Carnitin sei ein »fat burner« (Fettverbrenner), da die L-Carnitinkonzentration in den Zellen in engen Grenzen konstant gehalten wird. Auch der wissenschaftliche Nachweis der Herstellerbehauptung, L-Carnitin beeinflusse positiv das Immunsystem, ist bislang nicht erbracht.

Beispiele für Werbung

In der Werbung wird L-Carnitin als »Beschleuniger im Fettstoffwechsel« bezeichnet, oder es wird gesagt: »Je mehr L-Carnitin, desto mehr – ob im Blut oder als Depotfett vorhanden – kann dann als Energielieferant bei Muskeltraining oder Ausdauersport genutzt werden«

Preisbeispiel

20 Ampullen zu 20 ml werden beispielsweise für 39,90 € angeboten.

Durch eine Zufuhr von L-Carnitin kann nach jetzigem Kenntnisstand weder die Ausdauerleistung noch die Fettverbrennung verbessert werden.

Verschiedene Aminosäuren

Bei längerer intensiver körperlicher Belastung ist in Untersuchungen ein verstärkter Abbau der für den Muskelaufbau besonders wichtigen Aminosäuren festgestellt worden.

Wirkung im Sport

Eine Zufuhr von Aminosäuren während oder nach der Belastung soll die Eiweißherstellung im Muskel fördern, einen geringeren Muskelabbau bewirken und Ermüdungserscheinungen verzögern.

Die Aminosäuren *Arginin* und *Ornithin* sollen die Freisetzung von Wachstumshormonen im Körper stimulieren. Studien ergaben aber bei oraler Aufnahme widersprüchliche Ergebnisse. Auch die früher zugesprochene muskelaufbauende (anabole) Wirkung konnte nicht bestätigt werden.

Glutamin ist nicht nur ein wichtiger Baustein für die Herstellung von körpereigenem Eiweiß. Es spielt auch eine wichtige Rolle im Stoffwechsel. So besteht zwischen der Eiweißsyntheserate und dem Glutamingehalt des Muskels ein direkter Zusammenhang. Glutamin scheint auch für das Immunsystem wichtig zu sein.

Tryptophan wird im Zusammenhang mit einer eintretenden zentralen Ermüdung diskutiert. Die Studien zeigen allerdings ein widersprüchliches Bild.

Beispiele für Werbung

In der Werbung werden die Aminosäuren gepriesen:

- »... flüssige Aminosäuren, hoch dosiert und super effektiv«
- »... L-Glutamin – die Superaminosäure«
- »... Multiamino, keine Muskeln ohne Aminosäuren!«
- »... L-Glutamin zur Unterstützung der Regeneration nach intensivem Training«.

Preisbeispiele

Eine Dose mit 60 Kapseln Glutamin ist für 11,90 €, zehn Trinkampullen L-Arginin und L-Ornithin (20 ml) für 19,95 € erhältlich.

Ob und welche Bedeutung Aminosäuren bei sportlichen Belastungen haben, ist noch nicht ausreichend erforscht. Daher kann keine eindeutige Empfehlung gegeben werden.

BCAA (Branched Chain Amino Acids – verzweigtkettige Aminosäuren)

Dieser verzweigtkettigen Aminosäurengruppe *(Valin, Leucin, Isoleucin)* wird eine antikatabole Wirkung zugeschrieben. Das heißt, sie sollen die Muskulatur bei intensivem Training vor Abbauprozessen schützen. BCAA sollen einer zentralen Ermüdung während der Belastung entgegenwirken bzw. sie hinauszögern.

Wirkung im Sport

Ein Schutz vor dem Abbau der Muskulatur erscheint nicht sinnvoll, da katabolische Prozesse (den Abbaustoffwechsel betreffend) einen Reiz für aufbauende (anabolische) Wirkungen darstellen. Wissenschaftliche Ergebnisse über eine positive Wirkung von BCAA auf den Ermüdungsprozess liegen nicht vor. Bei höheren Dosierungen muss mit Magen-Darm-Beschwerden gerechnet werden.

Beispiele in der Werbung

- »BCAAs sind extrem wichtig für die Regeneration und Erholung von Muskelgewebe«;
- »BCAA – und der Muskel bleibt in Form«;
- »Schützt die Muskeln vor Abbau bei intensivem Training«;
- »BCAA anabol Aminosäuren mit hohem Anteil an BCAAs«.

Preisbeispiele

120 Tabletten sind für 27,95 € und 20 Ampullen à 20 ml für 21 € zu bekommen.

Die drei Aminosäuren sind zwar *essentielle* Aminosäuren, die vom Körper nicht selbst gebildet werden können. Bei einer gemischten Kost wird aber über tierische Lebensmittel eine ausreichende Menge aufgenommen. Eine permanent erhöhte Eiweißaufnahme wird mit Schädigungen der Niere in Zusammenhang gebracht.

Linolsäure CLA

Diese konjugierte Linolsäure (engl. Conjugated Linoleic Acid, CLA) ist eine ungesättigte Fettsäure, die in 16 verschiedenen chemischen Formen vorliegen kann. Zwölf davon zählen zu den so genannten Trans-Fettsäuren, die im Zusammenhang Herzerkrankungen diskutiert werden. Es gibt Hinweise, dass CLA im Gegensatz zur »reiner« Linolsäure nicht *essentiell ist*. CLA soll – wie in Tierversuchen festgestellt wurde – die Entstehung, das Wachstum und die Ausbreitung von Krebs hemmen und Gefäßveränderungen verringern.

Vorkommen in Lebensmitteln

CLA kommt im Pansen von Wiederkäuern vor und reichert sich in deren Muskelfleisch an, ebenso in Milch. Butter ist das CLA-reichste Lebensmittel. Margarine enthält keine konjugierte Linolsäure.

Wirkung beim Sport

CLA wird eine antioxidative Wirkung zugesprochen. Dies bedeutet eine vorbeugende Wirkung gegen Herz-Kranz-Gefäß-Erkrankungen. Allerdings sind Einnahmenmenge und chemische Struktur der CLA in Tablettenform bislang nicht bekannt.

CLA soll den Körperfettanteil vermindern und den Anteil der Muskeln erhöhen, indem es die Fettverbrennung steigert und/oder den Muskelabbau vermindert.

Bislang gibt es derartige Beobachtungen nur im Reagenzglas und am Tier (Küken und Mäuse). Die Übertragbarkeit der Ergebnisse auf den Menschen steht im Zweifel. CLA wird mit dem Wachstum von Lebertumoren in Zusammenhang gebracht. Über mögliche unerwünschte Effekte bei hohen Dosierungen ist nichts bekannt.

Beispiele in der Werbung

- »Konjugierte Linolsäure: Fettsäure für fettfreie Muskelmasse«,
- »... zugleich mitverantwortlich für die Gewebestraffheit (Tonus) der Muskelfaser«,
- »Die besondere Fettsäure«.

Preisbeispiel

60 Kapseln werden zum Beispiel für 25,95 € angeboten.

Da keine wissenschaftlichen Erkenntnisse vorliegen, die positive Wirkungen bei einer Einnahme belegen, und da bei hoher Dosierung unerwünschte Nebenwirkungen nicht ausgeschlossen werden können, kann die Einnahme nicht empfohlen werden.

Taurin

Die Substanz wurde erstmals 1824 aus Ochsengalle gewonnen und erhielt daher den Namen Taurin, abgeleitet vom griechischen *tauros* = Stier. Taurin wird aus den beiden Aminosäuren Methionin und Cystein gebildet. Mit Hilfe von Vitamin B6 geschieht dies in Leber und Gehirn. Im menschlichen Körper sind bei einem gesunden Erwachsenen etwa 12 bis 18 g Taurin gespeichert. Pro Tag produziert der Körper etwa 50 bis 125 mg. Diese Menge reicht aus, um den Bedarf zu decken, das heißt, Taurin muss nicht mit der Nahrung zugeführt werden.

Hauptsächlich wirkt Taurin über die Regulationsmechanismen der Zellen auf das Nerven- und Herz-Kreislaufsystem. Daneben wird Taurin als antioxidative Zellsubstanz angesehen.

Vorkommen in Lebensmitteln

Mindestens 200 mg Taurin werden pro Tag bei einer gemischten Kost über Lebensmittel aufgenommen. Besonders taurinhaltig sind Thunfisch in Konserven mit 70 mg pro 100 g. Fleisch liefert zwischen 35 und 50 mg/100g. Pflanzliche Lebensmittel und Milch bzw. Milchprodukte enthalten kaum Taurin.

Wirkung beim Sport

Es liegen keine wissenschaftlich anerkannten Studien zur körperlichen oder geistigen Leistungsförderung wie zum Beispiel der Verbesserung der Konzentration vor. Auch der Nachweis, dass Taurin einen Schutz gegen antioxidativen Stress bietet, ist nicht gesichert.

Beispiel für Werbung

Taurin wird in Kohlenhydrat-Eiweißkonzentrat-Mischungen eingesetzt. Neben anderen Aminosäuren wie L-Alanin oder L-Glutamin soll Taurin »notwendige Aufbaustoffe für Muskelprotein« liefern.

Preisbeispiele

50 Tabletten sind für 14,95 € erhältlich, empfohlene Tagesdosis eine Tablette täglich;
eine 250 ml-Dose Energy-Drink (100 ml enthalten 400 mg Taurin) kostet 1,49 € und mehr.

Da wissenschaftlich gesicherte Studien über positive Auswirkungen fehlen und es Hinweise auf gravierende Nebenwirkungen gibt, ist von einer Einnahme abzuraten!

Koffein, Guarana

Koffein wirkt anregend auf Gehirn und Atem-/Kreislaufsystem. Auch ein harntreibender Effekt wurde nachgewiesen.

Vorkommen in Lebensmitteln

Koffein oder Coffein kommen in Kaffee, schwarzem und grünen Tee (hier wird es auch als Thein bezeichnet), Kakao oder Guarana (Samenkörner einer südamerikanischen Schlingpflanzenart) vor. Häufig wird Koffein »Energy-Drinks« (siehe Seite 49) zugesetzt. Auch Gemische aus Koffein und Guarana sind bei Herstellern im Angebot.

Beispiele für Werbung

- »... kein Vergleich zu Kaffee«.
- »Der Vorteil des besonders hohen Anteils von Coffein in Guarana ist, dass der Organismus es nach und nach aufnimmt und Sie somit länger frisch bleiben.«

Wirkung im Sport

Das Koffein gelangt nach seiner Aufnahme ins Gehirn. Die anregende Wirkung hält dort vier bis sechs Stunden an. Untersuchungen lassen den Schluss zu, dass Koffein in den ersten Minuten der Belastung die Energiegewinnung aus Fett beeinflusst, was zu einer »Schonung« des Glykogenspeichers führen könnte. Möglicherweise kann Koffein auch muskuläre Ermüdungen hinauszögern. Wer jedoch viel Kaffee trinkt, dem nutzen diese Wirkungen nichts, da Koffeingewöhnung die Wirkungen abschwächt. Weitere

Nachteile: Empfindliche Menschen reagieren auf Koffein mit Reizbarkeit, Nervosität oder Schlaflosigkeit.

Koffein ist übrigens ein *Dopingmittel* und steht auf der Liste verbotener Substanzen (Dopingliste). Bereits die Einnahme von circa sechs Tassen Kaffee vor einem Wettkampf erfüllt den Tatbestand des Dopings.

Preisbeispiel

Beim Vergleich der Preise von Coffein- und Guaranagetränken mit selbst gebrühten Kaffee kann einem schwarz vor Augen werden:

0,2 Liter Koffein-/Guarana-Mix (Beispiel)	= ca. 0,37 €
0,2 Liter Kaffee	= ca. 0,11 €

Der Mix enthält rund 96 mg Koffein, eine Tasse Kaffee je nach Stärke 60–120 mg, koffeinhaltige Energy-Drinks bis zu 320 mg je Liter.

Die Koffein- oder Guaranagetränke wirken anregend und harntreibend, das ist nicht unbedingt der gewünschte Effekt eines relativ teuren Sportlergetränkes.

Phosphatsalze

Sie sollen sowohl bei Kurz- als auch bei Langstreckenläufern eine Leistungssteigerung bewirken, da sie Bestandteile des ***A**denosin-**T**ri-**P**hosphat* (ATP) und des ***K**reatin**p**hosphat* (KP) sind und eine Milchsäurebildung verhindern. Wissenschaftliche Untersuchungen sind jedoch widersprüchlich.

Alkalisalze (Bicarbonat, Citrat)

Sie sollen eine Leistungssteigerung bei Sprintern und Kurzstreckenschwimmern hervorrufen, indem sie Milchsäure »abpuffern«. Auch hier sind die Untersuchungen widersprüchlich. Bei Ausdauerleistungen zeigten sich negative Auswirkungen. Nebenwirkungen wie Magenkrämpfe und Durchfälle wurden beobachtet.

Coenzym Q 10

Dieses Enzym soll den Abbau der Hauptnährstoffe (Eiweiß, Kohlenhydrate, Fette) verbessern. Die bisherigen Studien konnten keine verbesserten Leistungen nachweisen. Mögliche Nebenwirkungen, wie das Entstehen *freier Radikaler* bei Überdosierung (siehe Seite 86), können nicht ausgeschlossen werden

Sportlergetränke – für Höchstleistungen?

Angeboten werden sie in Fitness-Studios, Sportgeschäften, Drogerien, Apotheken und Supermärkten. Die so genannten Sport- oder Sportlergetränke, auch Fitness-Drinks genannt, suggerieren durch Fantasie-Namen wie »High 5 Energy«, »Power Bar« oder »Marathon«, dass ihre Einnahme sportliche Höchstleistungen unterstützt. Werbebotschaften, die beispielsweise besagen, mit den Getränken ließe sich Leistungsfähigkeit steigern oder Regenerationszeit verkürzen, unterstützen den Konsumentenglauben: Wer Sport treibt, braucht diese Produkte!

Was ist ein Sportlergetränk?

Bislang gibt es keine rechtlichen Regelungen, die festlegen, was ein Sportlergetränk ist. Es gibt keine Festlegung, was diese Produkte enthalten müssen oder dürfen und was nicht. Daher können sie von den Herstellern mit beliebigen Zusammensetzungen angeboten werden. Erhältlich sind sie als Fertiggetränke oder Konzentrate in flüssiger oder Pulverform zum selbst Anrühren.

Vom Anspruch her sollten Sportlergetränke jene Stoffe enthalten und dem Körper wieder zuführen, die bei sportlicher Anstrengung verbraucht werden oder verloren gehen. Das sind zunächst Flüssigkeit, also Wasser, Mineralstoffe und, bei intensiven und lang andauernden körperlichen Belastungen (wie zum Beispiel beim Marathon oder Triathlon), Kohlenhydrate und eventuell bestimmte Vitamine. Bei den meisten Sportlergetränken sind diese Stoffe auch enthalten.

In einigen Produkten finden wir allerdings Inhaltsstoffe, die weit über die oben genannten hinausgehen. So fand die Zeitschrift »ÖKO-TEST« (Ausgabe 9/2000) bei einer Untersuchung von 22 Getränken bei einigen unter anderem Zusätze von L-Carnitin, Koffein, Cholin, Taurin, Inosit oder Aminosäuren (siehe Seite 33 ff.). Eine Zufuhr dieser Stoffe bei sportlicher Betätigung wurde von »ÖKO-TEST« als »überflüssig« bewertet. Einige Getränke enthielten Mineralstoffe, andere wiederum nicht. Auch die unterschiedlichen Dosierungen scheinen eher nach dem Zufallsprinzip zu Stande gekommen zu sein.

Notwendig oder überflüssig?

Angesichts der offensichtlichen Beliebigkeit bei der Zusammensetzung der untersuchten Produkte stellt sich die Frage: Sind solche Getränke für Freizeitsportler überhaupt notwendig, sind sie sinnvoll und wenn ja, wann, oder sind sie schlichtweg überflüssig?

Zur Beantwortung dieser Frage folgen wir der Einteilung einer Untersuchung solcher Getränke, die die Stiftung Warentest Mitte der 90er-Jahre durchführte (»test« 7/95). Danach sollten Getränke für intensive körperliche Belastungen drei Funktionen erfüllen:

- Flüssigkeitsverlust ausgleichen,
- Energie (Kohlenhydrate) liefern und
- Verluste an Mineralstoffen wie Natrium, Kalium und Chlorid ausgleichen.

Um zu beurteilen, welche Stoffe neben Wasser bei einer *intensiven körperlichen Belastung* erforderlich sind, wurden drei Kategorien gebildet. Innerhalb der Kategorien konnte dann der jeweilige Verlust an Wasser, Kohlenhydraten und Mineralstoffen festgelegt werden, der von Sportlergetränken ersetzt werden soll.

1) *Intensive körperliche Belastungen mit einer Dauer bis zu einer Stunde*
   Erforderlich: Wasser

2) *Intensive körperliche Belastungen mit einer Dauer von ein bis drei Stunden*
   Erforderlich: Wasser, Kohlenhydrate (5–8 g/100 ml), Mineralstoffe (Natrium 20–40 mg/100 ml, Chlorid 35–70 mg/100 ml), Vitamine B_1 und B_2.

3) *Intensive körperliche Belastungen mit einer Dauer von mehr als drei Stunden*
   Erforderlich: Wasser, Kohlenhydrate (5–8 g/100 ml), Mineralstoffe (Natrium 40–110 mg/100 ml, Kalium 12–22,5 mg/100 ml, Chlorid 50–150 mg/100 ml), Vitamine B_1 und B_2.

Wohlgemerkt, die Stiftung Warentest ging bei dieser zeitlichen Einteilung von *intensiver körperlicher Belastung* aus. Ob unter die dritte Kategorie, für die ein regelmäßiger und hoher Trainingsaufwand unabdinglich ist, nach unserer Begriffsbestimmung Freizeitsportler fallen (siehe Seite 8), erscheint sehr fraglich.

Ergebnisse

Die Zeitschrift »ÖKO-TEST« kam in der oben erwähnten Untersuchung (9/2000) zu dem Fazit: *»Spezielle Sportlergetränke sind für Breitensportler überflüssig.«*

Bei den von der Stiftung Warentest untersuchten 22 Getränken waren nach ihren Kriterien 14 für die zweite und 16 für die dritte Kategorie – also für die eigentliche Zielgruppe – *»nicht geeignet«*!

Wenn Sie der Auffassung sind, Ihre Leistungsfähigkeit bei längeren sportlichen Belastungen durch ein spezielles Getränk fördern wollen, sollten Sie sich sorgfältig die Zusammensetzung der in Frage kommenden Produkte anschauen und eine kritische Auswahl treffen.

Iso-, hyper-, hypotonisch

Getränke werden nach dem Anteil gelöster Teilchen, die sie enthalten, zum Beispiel Mineralstoffe oder Kohlenhydrate, in isotonisch, hypertonisch und hypotonisch unterschieden.

Die Konzentration der gelösten Teilchen beeinflusst die Absorptionsrate (Aufnahmerate) des Getränks im Magen-Darm-Trakt. Je schneller die Aufnahme erfolgt, desto eher werden Schweiß- und Energieverluste ausgeglichen. Die Absorptionsrate besagt also, wie schnell ein Getränk oder eine Flüssigkeit aufgenommen werden kann und wie geeignet es damit ist, Schweißverluste rasch zu ersetzen.

Menschliches Blut weist eine Osmolalität von 290 mmol/kg auf (unter Osmolalität ist die Anzahl der gelösten Teilchen in einer Flüssigkeit zu verstehen). Getränke, mit gleich hoher Osmolalität werden isotonisch (gleicher Druck) genannt. Unterhalb dieses Wertes liegende Getränke werden als hypoton (geringerer Druck) bezeichnet, darüber liegende als hypertonisch (höherer Druck).

Isotonische Getränke enthalten gleich viel gelöste Teilchen wie die Flüssigkeiten des menschlichen Körpers. Ihr *osmotischer Druck* entspricht dem unseres Blutes.

Beispiel:
Fruchtsaftschorle
Absorptionsrate: Schnell
Eignung als Sportlergetränk: Gut

Hypertonische Getränke enthalten mehr gelöste Teilchen als die Flüssigkeiten des menschlichen Körpers.

Beispiele:
Fruchtsäfte, Limonaden und Colagetränke, Energy-Drinks.
Absorptionsrate: Geringer (als isotonische)
Eignung als Sportlergetränk: Ungeeignet

Hypotonische Getränke enthalten weniger gelöste Teilchen als die Flüssigkeiten des menschlichen Körpers.

Beispiele:
Wasser, Mineralwasser, Früchtetee
Absorptionsrate: Etwas höher (als isotonische)
Eignung als Sportlergetränk: Geeignet (bei weniger intensiven und lang anhaltenden Belastungen).

Da *isotonische Getränke* die gleiche Konzentration an gelösten Teilchen wie das menschliche Blut haben, werden sie vom Körper besonders leicht aufgenommen. Die schnelle Aufnahme, die nicht im Magen, sondern erst im Dünndarm erfolgt, ist wichtig, um die ausgeschwitzten Flüssigkeitsmengen und Mineralstoffe rasch ersetzen zu können. Isotonische Getränke sind damit *einer reinen Wasseraufnahme überlegen*. Daran beteiligt sind die Inhaltsstoffe Glukose (Traubenzucker) und Natrium.

Enthält ein Getränk zu viele Stoffe (Kohlenhydrate, Mineralstoffe) ist es *hypertonisch*. Das heißt, es ist *zu konzentriert*, und es wird *langsamer* aus dem Darm ins Blut aufgenommen – eine bei sportlichen Ausdauerleistungen absolut unerwünschte Eigenschaft. Damit sind solche Getränke für diesen Zweck *nicht geeignet*.

Hypotonische Getränke wiederum bewirken eine noch schnellere Wasseraufnahme als die isotonischen. Als Getränke *bei intensiven sportlichen Ausdauerleistungen* sind sie *nicht geeignet*. Sie können zum Beispiel nicht die Mineralstoff- und Energieverluste ausgleichen.

Isotonische Sportlergetränke – ein Muss?

Wir haben gesehen, dass von den unterschiedlichen Getränken die *isotonischen Sportlergetränke die geeigneten sind* zur Unterstützung bei sportlichen Ausdauerleistungen und zum Ausgleich des dabei eintretenden Flüssigkeitsverlusts. Aber sind sie damit zugleich auch notwendig?

Spezielle Sportlergetränke sind für Freizeitsportler überflüssig.

Aus unserer Begriffsbestimmung ergibt sich, dass intensive Ausdauersportarten wie zum Beispiel Marathon, Triathlon oder Radsport nicht mehr unter die Kategorie *Freizeitsportler* fallen. Zu berücksichtigen ist hier insbesondere der häufige und erhebliche Trainingsaufwand, der für ein erfolgreiches Bestehen entsprechender Wettkämpfe erforderlich ist. Damit können für diese Sport Treibenden spezielle Sportlergetränke durchaus sinnvoll und notwendig sein.

Welche empfehlenswerten Alternativen gibt es?

Wenn also nicht mit Sportlergetränken, womit sollen Freizeitsportler dann ihren Durst löschen und ihren Flüssigkeits- und Energieverlust ausgleichen? Hinweise und Empfehlungen finden Sie auf den Seiten 90 ff.

Energy-Drinks

Märchenhafte Versprechungen vermittelt die Werbung für diese Produkte aus der Dose. Eines soll angeblich »Flügel verleihen«. Eigentlich sollten dermaßen unglaubhafte Anpreisungen ausreichen, solche Produkte im Regal stehen zu lassen. Tatsächlich scheinen sie aber zumindest bei jungen Menschen auf erhebliches Interesse zu treffen. Sie genießen »Kultstatus« und sind »cooles Szene-Getränk« in Diskos und Clubs – insbesondere als Mischung mit hochprozentigem Alkohol.

Ob der Geschmack als angenehm empfunden wird oder eher an in Wasser aufgelöste Gummibärchen erinnert; ob Koffein, Taurin oder Guarana tatsächlich auf irgendeine Weise »belebend« wirken oder »die Leistungsfähigkeit erhöhen«: Die so genannten Energy-Drinks sind keine Sportlergetränke!

Daher soll hier nicht weiter auf sie eingegangen werden. Nur so viel: Sie sind ganz anders zusammengesetzt und können daher nicht wie Sportlergetränke wirken.Aufgrund ihres hohen Zuckergehalts sind diese Getränke *stark hypertonisch* (siehe Seite 46 ff.) und damit *für sportliche Ausdauerleistungen nicht geeignet.*

Auch für Inhaltsstoffe wie Taurin oder Guarana (siehe Seiten 38 und 40), gerade letzterem werden in der Werbung »geheimnisvolle Wirkungen« zugeschrieben, sind *keine leistungsfördernden Wirkungen für Freizeitsportler belegt.*

Der große Bluff – Werbung für Sportlernahrung

Es wird viel versprochen – zweifeln Sie dran

Werbung spielt bei der Verbreitung von – wie gesagt größtenteils unnötiger – Sportlerernährung eine entscheidende Rolle. Mit animierenden Versprechen und vollmundigen Behauptungen sollen Sport Treibende auf der Suche nach größerer und effektiverer Leistung dazu verleitet werden, zahlreiche Pülverchen, Kapseln oder Konzentrate zu kaufen. Dabei werden gezielt Bedürfnisse nach athletischer Attraktivität angesprochen. Beim genaueren Lesen der Werbetexte und Betrachten der Bilder fällt schnell auf, dass sie einem einheitlichen Schema folgen. Vielfach werden gleich mehrere Werbemaschen miteinander verwoben.

- Positiv herausgestellt wird, dass bestimmte, bei Lebensmitteln häufig eingesetzte und von vielen Verbrauchern nicht mehr gewünschten Zusatzstoffe, wie zum Beispiel Farb-, Aromastoffe oder Konservierungsmittel, nicht eingesetzt werden. Gleiches gilt für Cholesterin und Purine, die in der Öffentlichkeit als »schlechte« Nahrungsinhaltsstoffe angesehen werden.

- »Bange machen« zieht immer noch: Die Werbung postuliert, dass die Versorgung mit Vitaminen und Mineralstoffen, beispielsweise Magnesium nicht (mehr) ausreichend gesichert sei. Dafür werden Zubereitungsverluste angeführt, unausgewogene Ernährung oder gar durch »profitorientierte Anbaumethoden«.

- Das Werbeargument »pflanzlichen Ursprungs« fällt weiterhin auf fruchtbaren Boden. Noch immer scheint die irrige Vorstellung zu bestehen, alles Pflanzliche wäre gesund, rein und nützlich. Ob jedoch zum Beispiel verwendete Sojaprodukte gentechnisch verändert hergestellt werden, darüber schweigt sich die Werbung aus.

- Durch Aussagen wie »mit Qualitätsgarantie« oder erfundenen »Qualitätssiegeln« sollen Zaudernde von der beworbenen Zusammensetzung überzeugt werden.

- Komplexe Stoffwechselvorgänge werden vereinfacht und verkürzt dargestellt (»schnell resorbierbar«). Dadurch können Laien häufig die tatsächliche Wirkung der Mittel nicht beurteilen.

- Die Werber versuchen mit Abkürzungen, chemischen Formeln und Fachbegriffen (zum Beispiel: BCAA) oder durch Bezeichnungen wie »hoher Anteil an verzweigtkettigen Aminosäuren«, die angebliche Wirksamkeit des Produkts zu belegen um damit potentielle Käuferinnen und Käufer zu beeindrucken.

Abbildungen von wohlproportionierten, muskulösen Männern und Frauen sollen den Eindruck erwecken, durch die Einnahme des entsprechenden Präparats wären gesundheitsstrotzende Ausstrahlung, vergleichbare Fitness, Leistungsfähigkeit und jugendlich straffe Körper zu erreichen.

Die Hersteller versprechen viel, um ihre Produkte erfolgreich zu verkaufen. Viele Werbeaussagen sind nicht unbedingt wissenschaftlich korrekt. Sie sind aber auch nicht so falsch, dass sie juristisch angreifbar wären.

4

Gesund ernähren – aber wie?

Nachdem Sie erfahren haben, dass die Werbeversprechen für die meisten Sportlerernährungsprodukte bei näherer Betrachtung wie Luftblasen platzen, wollen wir Ihnen zeigen, wie einfach Sie sich gesund ernähren können und welche Regeln Sie bei der Auswahl Ihrer Lebensmittel beachten sollten. Anschließend stellen wir Ihnen Funktion und Wirkung der drei Hauptnährstoffe Eiweiß, Kohlenhydrate und Fett sowie von wichtigen Vitaminen und Mineralstoffen vor.

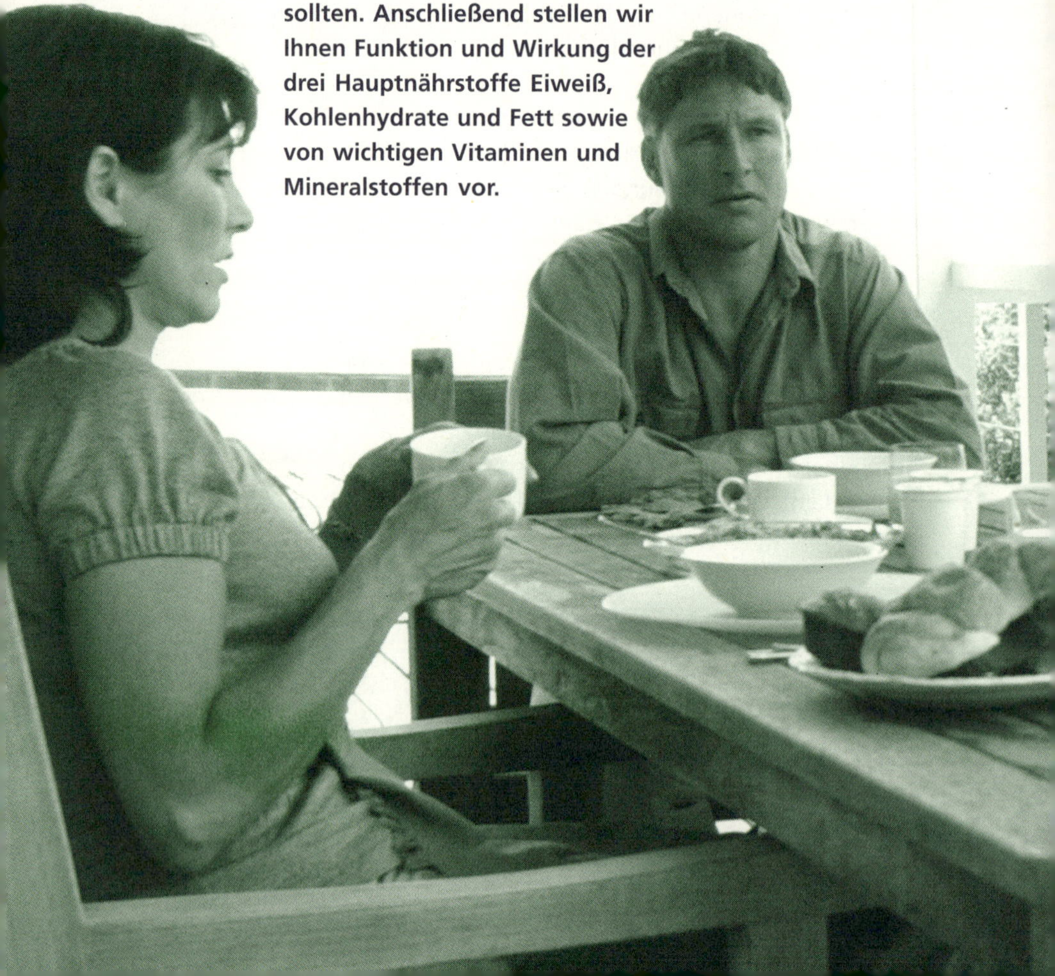

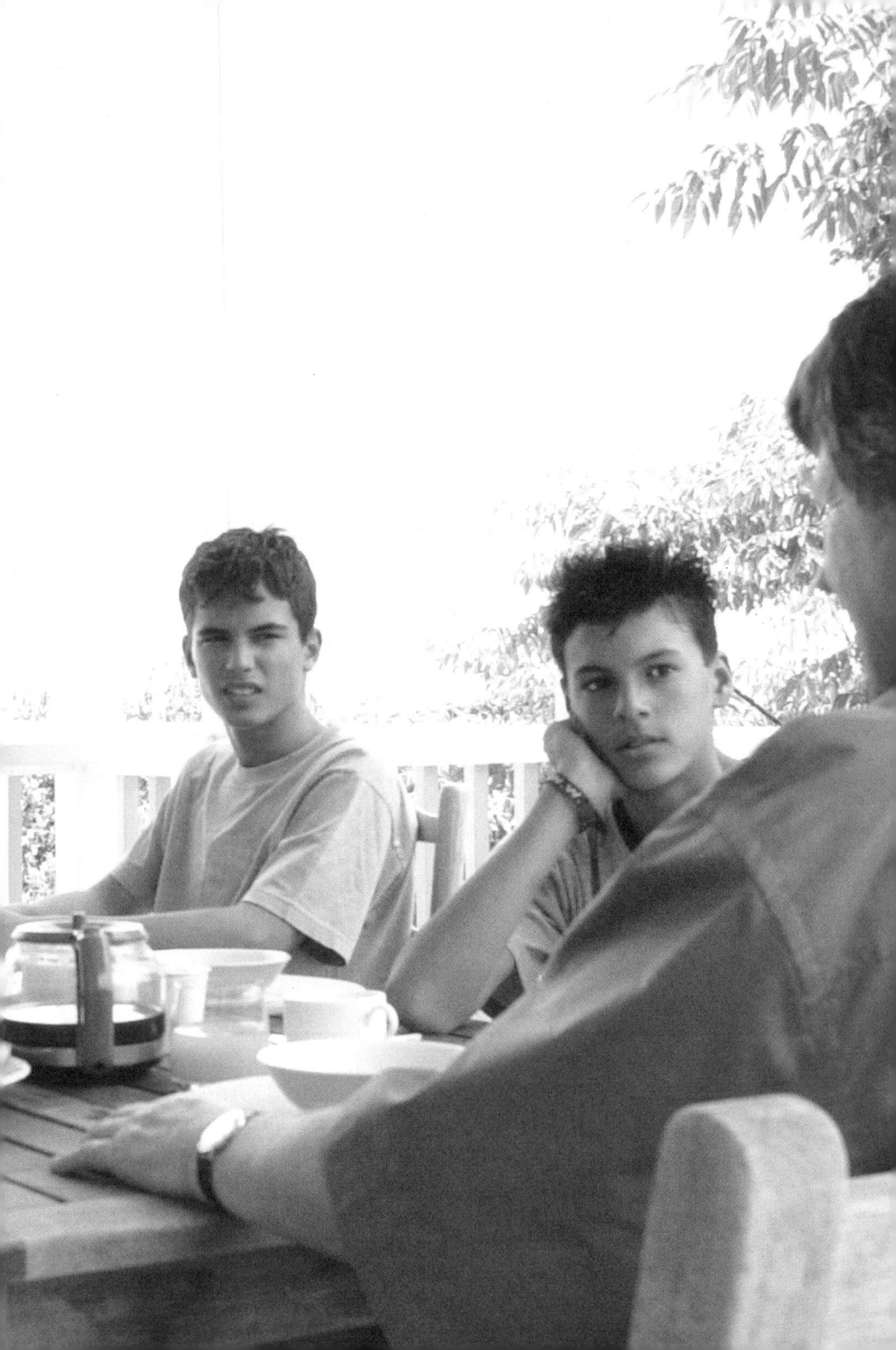

Wenn Sie sich nach den folgenden Grundsätzen und Empfehlungen richten, werden Sie in ausreichender Menge sowohl mit den drei Hauptnährstoffen als auch mit genügend Vitaminen und Mineralstoffen versorgt. Das Gleiche gilt für Bioaktive Substanzen, wie zum Beispiel sekundäre Pflanzeninhaltsstoffe.

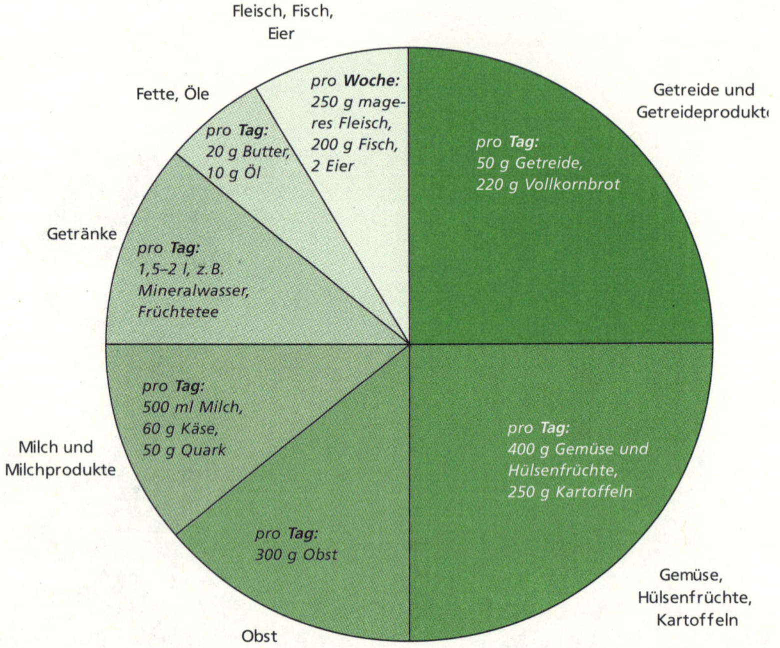

Die Darstellung der Lebensmittelgruppen lässt erkennen, dass von manchen mehr, von anderen weniger auf dem **täglichen** Speiseplan stehen sollte. So ist gewährleistet, dass Sie alle notwendigen Inhaltsstoffe aufnehmen, aber nicht zu viel unerwünschte, wie zum Beispiel Cholesterin.

Besonders wichtig sind die Gruppen:

- Gemüse, Hülsenfrüchte, Kartoffeln,
- Getreide und Getreideprodukte,
- Obst.

Gut die Hälfte der Nahrung sollte aus diesen drei Gruppen stammen.

Hinweise zur Zubereitung

Obst sowie ein großer Teil des Gemüses sollten roh gegessen werden und nicht aus Konserven kommen oder gegart werden, denn sie enthalten mehr Vitamine als ihre verarbeitete Verwandtschaft. Beim Getreide sollten Sie Vollkorngetreide und -produkten sowie ungeschältem (braunen) Reis den Vorzug geben.

Tipps: Gesunde Gerichte

- Kosten Sie einmal ein selbst gemachtes Müsli aus geschrotetem Getreide.

- Lassen Sie Getreidekörner keimen. Sie erhalten damit – gerade im Winter – wahre »Vitaminbomben«! Beim Keimen von Weizenkörnern erhöht sich der Gehalt an den Vitaminen B_1, B_2 und B_6 um 50 %, der von Vitamin E um 100 % und der von Beta-Carotin verdreifacht sich! Dies ist beispielsweise wichtig, da der Durchschnitt der Bevölkerung die empfohlenen Werte der Deutschen Gesellschaft für Ernährung nicht immer erreicht. Mehr erfahren Sie in unserem Ratgeber »Vollwertküche« (siehe Seite 108).

Milch und Milchprodukte

Milch und Milchprodukte liefern täglich Eiweiß, Kalzium und einige Vitamine. Pro- prä- oder symbiotische Milchprodukte, denen Bakterienkulturen zugesetzt werden, die sich positiv auf das Wohlbefinden auswirken sollen, können Sie im Supermarktregal stehen lassen. Sie sind meist teurer, und ihr Nutzen ist in allen Einzelheiten noch nicht ausreichend wissenschaftlich gesichert. Die in den präbiotischen Milchprodukten eingesetzten Ballaststoffe kommen beispielsweise ohnehin in vielen Gemüsesorten vor. Einen positiven Effekt auf den Körper haben auch gesäuerte Milchprodukte wie zum Beispiel Dickmilch.

Fleisch und Wurstwaren

Mit Fleisch und Wurst sollten Sie sparsam umgehen. Insgesamt reichen rund 250 g Fleisch und Wurst in der Woche.

Eier

Zwei Eier pro Woche sind wegen des darin enthaltenen Cholesterins genug. Vergessen Sie nicht die »versteckten« Eier in Backwaren oder Kuchen,

Fisch

Zwei See(Hochsee)fischmahlzeiten in der Woche tragen zur Jodversorgung bei. Wechseln Sie Fleisch-, Ei- und Fischmahlzeiten ab.

Öle und Fette

Gehen Sie mit Ölen und Fetten äußerst sparsam um. Mit 20 g Streichfett (zum Beispiel Butter), das ist etwas mehr als ein Esslöffel, und zehn Gramm Fett zum Kochen und für die Salatsoße (zum Beispiel Öl), das ist etwas weniger als ein Esslöffel, sollten Sie am Tag auskommen, damit Sie die zusätzlichen versteckten Fette in Wurst und Käse sowie verarbeiteten Produkten, wie Fertiggerichten, Knabbereien und Süßigkeiten »verkraften« können. Seien Sie aber hier besonders sparsam.

Getränke

Gerade für sportlich Aktive ist eine gute Versorgung mit Flüssigkeit wichtig. 1,5 bis 2 Liter müssen pro Tag als Basisversorgung getrunken werden. Dazu eignen sich am besten Trink- und Mineralwasser, da sie keine Kalorien beinhalten.

Schwarzer Tee und Kaffee sind Genussmittel und werden auf die tägliche Flüssigkeitsmenge nicht angerechnet. Das in ihnen enthaltene Coffein wirkt harntreibend und führt zu Wasserverlusten. Auch Alkohol regt die Flüssigkeitsausscheidung an. Fruchtsaftgetränke, Limonaden und Cola-Getränke sollten die Ausnahme bleiben. Durch ihren hohen Zuckergehalt liefern sie zu viele Kalorien.

Weitere Informationen zu Getränken finden Sie in den Kapiteln »Schorle Marsch – Trinken beim Sport«, Seite 90 ff., und »Sportlergetränke«, Seite 42 ff.

Eiweiße – Bausteine für die Muskeln

Eiweiße, in der Fachsprache auch Proteine genannt, sind Bausteine für den Aufbau von Körpersubstanz. Ohne Eiweiß werden keine Muskeln gebildet. Proteine bestehen aus verschiedenen Aminosäuren. Zwanzig unterschiedliche Aminosäuren sind bis heute bekannt. Acht davon sind essentiell, das heißt, der Körper kann sie nicht selbst herstellen. Wir müssen sie täglich über die Nahrung zu uns nehmen.

Essentielle Aminosäuren:
- Threonin (Thr)
- Valin (Val)
- Leucin (Leu)
- Isoleucin (Ile)
- Lysin (Lys)
- Methionin (Met)
- Phenylalanin (Phe)
- Tryptophan (Trp)

Alle anderen Aminosäuren können aus den acht genannten aufgebaut werden.

Unsere Muskeln bestehen zu einem großen Teil aus den essentiellen Aminosäuren Valin, Leucin und Isoleucin. 0,8 g Proteinzufuhr pro Kilogramm Körpergewicht am Tag ist für gesunde Erwachsene völlig ausreichend. Wie aus Untersuchungen beispielsweise der Deutschen Gesellschaft für Ernährung hervorgeht, gilt dies auch für Menschen, die bereits eine große Muskelmasse haben, wie zum Beispiel Kraftsportler (Gewichtheber, Kugelstoßer, Hammerwerfer) oder Bodybuilder.

Etwa 1,2 g Eiweiß pro Kilogramm Körpergewicht und Tag nimmt der deutsche Normalbürger zu sich. »Vollkommen ausreichend« urteilen Wissenschaftler auch für Menschen, die etwas intensiver Sport treiben.

Ungünstige Wirkungen von überhöhter Eiweißaufnahme

Vorsicht bei zu viel Eiweiß! Bei hohem Eiweißkonsum baut es ohne Training keine Muskeln auf, sondern muss vom Körper abgebaut und über den Urin ausgeschieden werden. Im Unterschied zu Fett und Kohlenhydraten, die zu Wasser und Kohlendioxid rückstandslos abgebaut werden, stellt der Abbau von überschüssigem Eiweiß eine Belastung der Nieren dar. Mögliche Nierenschäden können die Folge sein.

Ein großer Teil der Lebensmittel, über die wir Eiweiß zu uns nehmen, sind tierische Lebensmittel – Fleisch, Eier, Milch oder Milchprodukte. Tierische Lebensmittel enthalten jedoch, im Gegensatz zu pflanzlichen, meist auch unerwünschte Begleitstoffe wie Cholesterin, Purine und häufig Fett. Ein höherer Anteil pflanzlicher Nahrungsmittel und der Verzehr von fettarmen Milchprodukten, sowie fettarmes Fleisch und Wurst und Geflügel ist ratsam. Zum Beispiel: teilentrahmte Milch (1,5 % Fett), Käse mit mittlerem Fettgehalt (bis 45 % in der Trockenmasse), keine Streichwurst.

Die Kombination macht es!

Durch die Kombination von pflanzlichen Lebensmitteln (zum Beispiel Milch und Weizen als Müsli, Vollkornbrot mit Käse, Kartoffeln mit Ei, Kartoffeln mit Spinat und Spiegelei, Bohnen und Mais als Salat oder Eintopfgericht) kann die biologische Wertigkeit (siehe unten) von pflanzlichem Eiweiß erhöht werden, da sich die genannten Nahrungsmittel in der Zusammensetzung ihrer Aminosäuren günstig ergänzen. Besonders stark wird pflanzliches durch tierisches Eiweiß »verbessert«.

Je ähnlicher das Eiweiß in einem Lebensmittel dem menschlichen Körpereiweiß ist, umso höher ist seine *biologische Wertigkeit*. Umgekehrt ist die Wertigkeit niedrig, wenn Lebensmittel die essentiellen Aminosäuren in einem anderen Verhältnis und einer anderen Menge enthält, als zum Aufbau von körpereigenem Eiweiß benötigt werden.

Biologische Wertigkeit

Biologische Wertigkeit ist ein Begriff, der angibt, welche Menge menschliches Körpereiweiß durch 100 g Nahrungseiweiß ersetzt werden kann. Dabei wird die biologische Wertigkeit des Eiweißes gleich 100 gesetzt. Die Höhe der Wertigkeit hängt im Wesentlichen von der Menge und der Relation essentieller Aminosäuren ab.

Die Wertigkeit bei tierischem Eiweiß beträgt zwischen 80 und 100, das heißt, aus 100 g aufgenommenen tierischem Eiweiß können 80 bis 100 g Körpereiweiß gebildet werden.

Die biologische Wertigkeit von pflanzlichem Eiweiß liegt zwischen zum Beispiel 75 für Mais und 84 für Sojabohnen.

Bei 10 bis 20 % der täglichen Gesamtkalorienzufuhr sollte nach Empfehlungen der Deutschen Gesellschaft für Ernährung der Anteil der Eiweißzufuhr liegen.

Wer mehr Eiweiß zu sich nimmt als nötig, wird keine Vorteile erzielen. Gesundheitliche Belastungen und Risiken können nicht ausgeschlossen werden. Wer auf zusätzliche Eiweißpräparate (siehe Seite 21 ff.) und Steaks verzichtet, spart nebenbei noch eine Menge Geld.

Kohlenhydrate – Energielieferanten beim Sport

Sportliche Betätigung bedeutet Muskelarbeit. Dafür notwendige Energie kann für mehr als 99 % der Sportler ausreichend aus der täglichen Nahrung gewonnen werden. Allerdings sind diese Energiequellen Kohlenhydrate, Fette und Eiweiß (Protein) unterschiedlich schnell nutzbar. Kohlenhydrate erzeugen am schnellsten und effektivsten neue Energie.

Für Sport Treibende ist eine ausreichende Kohlenhydrat-Aufnahme wichtig, da aus dem Kohlenhydrat Glykogen (Stärke) gebildet wird, aus der Muskeln ihre Energie gewinnen (siehe Seite 15). Zudem sorgt Glykogen für eine ausreichende Konzentrations- und Koordinationsfähigkeit. Da Kohlenhydrate als Glykogen nur in einer begrenzten Menge gespeichert werden können, ist es zur Optimierung der Glykogenvorräte sinnvoll, die Kohlenhydrat-Zufuhr zu steigern. Sie sollte deutlich mehr als 50 Energieprozent der täglichen Nahrung ausmachen. Die Deutsche Gesellschaft für Ernährung empfiehlt: Die tägliche Energie sollte aus 55 bis 60 % Kohlenhydraten, 10 bis 15 % Eiweiß und aus maximal 30 % Fett bestehen.

Zu den Kohlenhydraten zählen einfache und zweifache Zucker wie Traubenzucker oder weißer Haushaltszucker sowie Vielfachzucker. Letztere werden als *Stärke* bezeichnet.

Einfachzucker	=	Traubenzucker (Glukose)
		Fruchtzucker (Fruktose)
Zweifachzucker	=	Haushaltszucker (Saccharose)
		Milchzucker (Laktose)
		Malzzucker (Maltose)
Vielfachzucker	=	Stärke

Der weitaus größere Anteil an Kohlenhydraten sollte in Form von Stärke aufgenommen werden, da Stärke den Glykogenspeicher besser füllt. Komplexe Kohlenhydrate, wie Stärke, sind in Getreideprodukten wie Brot, Getreideflocken, Reis oder Teigwaren enthalten. Auch Kartoffeln, Hülsenfrüchte und Gemüse enthalten viel Stärke.

Sportler sollten sich mit diesen Lebensmitteln satt essen – allerdings in möglichst unverarbeiteter Form. Also Vollkornbrot statt Toast, Pellkartoffeln statt Pommes, Müsli aus Getreideflocken statt Knuspergetreide oder Naturreis anstelle von weißem Reis. Außerdem viel, überwiegend frisches Obst und Gemüse. Fruchtsäfte und Fruchtsaftschorlen sind ebenfalls wichtige Kohlenhydratlieferanten.

Daneben beinhalten diese Lebensmittel noch zahlreiche Vitamine und Mineralstoffe. Ein weiterer Vorteil ist ihr hoher Anteil an Ballaststoffen. Sie sorgen für eine gesunde und geregelte Darmfunktion und verlängern die Kohlenhydrat-Aufnahme, was einen konstanten Blutzuckerspiegel begünstigt. Dadurch wird das gefürchtete »Schlappmachen« hinaus gezögert.

Einfache Kohlenhydrate gehen rasch ins Blut über. Die so entstandene hohe Blutzuckermenge muss durch das Hormon Insulin in die Körperzellen geschleust werden. Der Körper muss dazu viel Insulin ausschütten. Ein erhöhter Insulinspiegel hemmt aber die Fettverbrennung, so dass das für die Leistungsfähigkeit wichtige Glykogen zu schnell abgebaut wird. Frühes Ermüden ist die Folge.

Fette – nicht zu viele und die richtigen

Fette – auch Lipide genannt – sind eine chemisch sehr unterschiedlich aufgebaute Stoffklasse. Gemeinsam ist ihnen, dass sie sich schlecht in Wasser lösen. Fett erfüllt für den Körper mehrere wichtige Funktionen: Es umgibt die inneren Organe und hält sie in ihrer Position. Als Depotfett schützt es vor Auskühlung. Außerdem sind Fette Bestandteil des Nervensystems und für die Aufnahme fettlöslicher Vitamine notwendig.

Speisefette, gleich ob tierischen oder pflanzlichen Ursprungs, setzen sich aus Glycerin und Fettsäuren zusammen. Die Eigenschaften der Fette sind unter anderem von der Art der Fettsäuren abhängig. Folgende Arten Fettsäuren werden unterschieden:

- gesättigte (zum Beispiel Palmitin- oder Stearinsäure),
- einfach ungesättigte (zum Beispiel Ölsäure),
- mehrfach ungesättigte (zum Beispiel Linolsäure).

Mehr als rund 60 g Fett sollten am Tag nicht aufgenommen werden. Das sind etwa 30 g der sichtbaren und 30 g der versteckten Fette. Das entspricht rund 20 bis 30 % der täglichen Gesamtkalorienzufuhr. Zurzeit liegt der Fettverzehr im statistischen Durchschnitt aber bei etwa 130 g pro Tag.

Insbesondere für Ausdauersportler wichtig: Bei längerer sportlicher Aktivität wird Fett rascher als Energielieferant herangezogen. Dadurch werden die Glykogenreserven »geschont« (siehe Seite 15). Regelmäßiges Training versetzt die Muskulatur in die Lage, Fett besser zur Energiegewinnung heranzuziehen. Auch eine niedrige Belastungsintensität und spezielle, gezielte Trainingsformen haben Einfluss auf die Energiegewinnung aus Fett.

Speicherprobleme gibt es bei Fett übrigens keine, allerdings kann der Körper aus überschüssigem Fett keine Kohlenhydrate herstellen. Wer zu viel Fett zu sich nimmt, verschlechtert außerdem die Glykogenspeicherung oder -auffüllung in den Muskeln.

Wichtig ist die Qualität der aufgenommenen Fette: Gesättigte Fettsäuren kann der Körper selbst herstellen. Sie finden sich überwiegend in tierischen Fetten wie Butter, Sahne, Schmalz, aber auch in Kokosfett.

Einfach ungesättigte Fettsäuren finden sich besonders reichlich in Oliven- und Rapsöl.

Einige der mehrfach ungesättigten Fettsäuren sind essentiell – das heißt, sie können nicht vom Körper selbst gebildet werden – und müssen über die Nahrung aufgenommen werden, beispielsweise Linolsäure. Mehrfach ungesättigte Fettsäuren sind hauptsächlich in pflanzlichen Fetten und Ölen enthalten, wie zum Beispiel Sonnenblumen-, Weizenkeim-, Maiskeim- oder Distelöl. Auch einige Fischsorten, insbesondere Hering, Makrele, Lachs und Thunfisch, enthalten die mehrfach ungesättigten Omega-

3-Fettsäuren – sie sollen einen vorbeugenden Schutz vor Arterienverkalkung und Herzerkrankungen bewirken – in nennenswerten Mengen.

Die verschiedenen Fettsäuren wirken sich unterschiedlich auf den Cholesterinspiegel und andere Parameter für die Entstehung von Herz-Kreislauf-Erkrankungen aus. Deshalb sollten bei einer Gesamtfettzufuhr von 30 % an der Kalorienzufuhr die gesättigten Fettsäuren maximal 10 % ausmachen, die einfach ungesättigten mehr als 10 % und die mehrfach ungesättigten weniger als 10 %.

Als Faustregel gilt:

- *Pflanzliche* Fette enthalten überwiegend mehrfach ungesättigte Fettsäuren, *tierische* Fette überwiegend gesättigte und einfach ungesättigte Fettsäuren.
- Je *flüssiger* Fette sind, umso reicher sind sie an ungesättigten Fettsäuren. Je *fester* sie sind, desto höher ist der Anteil an gesättigten Fettsäuren.

Dass insgesamt zu viel Fett gegessen wird, liegt allerdings nicht überwiegend an den sichtbaren Fetten und Ölen, wie zum Beispiel der Butter auf dem Brot oder dem Öl in der Salatsoße. Es sind die versteckten Fette in Käse, Fleisch, Wurst, Kuchen oder Knabbereien, die unsere Fettpolster anschwellen lassen. Zu 70 % nehmen wir Fett in versteckter Form zu uns. Ein Leberwurstbrot kann es auf stolze 20 g Fett bringen, fast ein Drittel der empfohlenen täglichen Zufuhr. Ähnliches gilt für drei Riegel Nuss-Schokolade.

Tipps für eine fettarme Küche

Essen Sie maximal 30 g sichtbare Fette am Tag. Das sind zwei Esslöffel Streichfett, zum Beispiel für den Brotaufstrich und Fett für die Gemüse- und Fleischzubereitung, sowie ein Esslöffel Pflanzenöl für den Salat.

- Achten Sie auf versteckte Fette. Schauen Sie sich die Fettgehalte von Wurst und Käse an. Frittierte Speisen, (Sahne-) Soßen und die meisten Fertiggerichte sind extrem fetthaltig.

- Streichen Sie Butter oder Margarine nur dünn aufs Brot. Verzichten sie auf die »Unterlage«, wenn Sie streichfähige Wurst oder weichen Käse essen.

- Kochen, Dünsten und Braten Sie, wo immer es geht, ohne Fett. Beschichtete Pfannen brauchen nur eingestrichen zu werden.

- Salatsoßen können auch ohne Majonäse oder viel Öl zubereitet werden. Pro Portion reichen ein bis zwei Teelöffel.

- Verwenden Sie für Soßen und Dressings Pflanzenöle mit einem hohen Anteil an mehrfach oder einfach ungesättigten Fettsäuren, zum Beispiel Sonnenblumen-, Maiskeim-, Distel- oder Olivenöl.

- Wechseln Sie ab und an die Speiseölsorte. Probieren Sie auch Erdnuss- oder Walnussöl zum Salat, oder Sesam- oder Kürbiskernöl.

- Essen Sie mindestens einmal in der Woche Seefisch.

Fischölkapseln

Einige Anbieter weisen auf den hohen Gehalt an Omega-3-Fettsäuren hin. Sie sollen einen vorbeugenden Schutz vor Arterienverkalkung und Herzerkrankungen bewirken. Omega-3-Fettsäuren sind in allen Fischsorten enthalten, in nennenswerten Mengen aber nur in Kaltwasserfischen, insbesondere in Hering, Makrele, Lachs und Thunfisch.

Ein bis zwei Seefischmahlzeiten pro Woche sind sinnvoll, allein wegen des Jodgehalts, dem Bestandteil an wertvollem Eiweiß und weiterer Nährstoffe. Eine Einnahme der Kapseln als vorbeugende Maßnahme ist überflüssig. Die Wirkung ist wissenschaftlich nicht hinreichend gesichert.

Tipp:
Leinsamen-, Walnuss-, Raps-, Soja- und Weizenkeimöl enthalten ebenfalls Omega-3-Fettsäuren.

Vitamine, Vitamine – ohne sie läuft nichts

Ohne Vitamine läuft nichts – auch nicht beim Sport. Vitamine liefern zwar keine Energie, sorgen aber in kleinsten Mengen für die notwendigen Prozesse beim Stoffwechsel. Dazu gehört auch das Funktionieren bei körperlicher Anstrengung: Pumpen der Lunge, Schlagen des Herzens, Zusammenziehen und Strecken der Muskeln. Zusammengerechnet betragen die gesamten Vitaminvorräte nur wenige Gramm – und helfen doch mit, alle Körperleistungen zu unterstützen.

Breiten- und Freizeitsportler haben keinen höheren Vitaminbedarf als Menschen, die sich wenig bewegen.

13 Vitamine sind bekannt. Nach ihrer Löslichkeit in Wasser oder Fett werden sie in *wasserlösliche* und *fettlösliche Vitamine* eingeteilt.

Vitamine	
Wasserlösliche	**Fettlösliche**
B_1 (Thiamin)	A
B_2 (Riboflavin)	D
Niacin	E
Folsäure	K
Phantothensäure	
Biotin	
B_6 (Pyridoxin)	
B_{12} (Cobalamin)	
C	

Die meisten Vitamine sind *essentiell*. Der Organismus kann sie nicht selbst herstellen, das heißt sie müssen mit dem Essen und Trinken aufgenommen werden.

Fettlösliche Vitamine

Vitamin A

Vitamin A ist wichtig für die Augen, das Wachstum und die Haut. Durch seine antioxidativen Eigenschaften gegenüber »freien Radikalen« wird ihm eine Schutzwirkung vor Krebs und Herz-Kreislauf-Erkrankungen zugeschrieben.

Vitamin A kommt in Lebensmitteln in zwei Formen vor. Als sozusagen fertiges Vitamin in tierischen Lebensmitteln, vor allem in Butter, fettreichen Käsesorten und Eigelb. Als eine Vorstufe – Beta-Carotin genannt – ist es reichlich in pflanzlichen Lebensmitteln enthalten. Möhren, Tomaten, Spinat, Broccoli und andere gelb-grün-orange farbene Gemüsesorten sind reich an Beta-Carotin. Bei Obst halten Aprikosen, Holunder und Sanddorn Beta-Carotin vor.

Mit einer ausgewogenen Mischkost ist der Bedarf an Vitamin A hinreichend abgedeckt. In Megadosen können Nebenwirkungen auftreten. Tagesdosen von über 15 mg (= 50.000 i. E., internationale Einheiten) sollten nach den Empfehlungen der Deutschen Gesellschaft für Ernährung nicht über längere Zeiträume eingenommen werden.

Vitamin D

Dieses Vitamin ist wichtig für den Knochenaufbau. Es fördert die Aufnahme von Kalzium und Phosphat aus dem Darm und steuert den Einbau dieser beiden Mineralstoffe in die Knochen. Der menschliche Körper kann selbst ausreichend Vitamin D produzieren. Voraussetzung dafür ist, dass der Körper ausreichend Sonnenlicht ausgesetzt ist. Nur wenige Lebensmittel wie Lebertran (wer erinnert sich nicht an dieses scheußlich schmeckende Kindheitserlebnis!), fette Fische wie Hering und Makrele, Leber oder Eigelb (meistens angereichert) Butter und Margarine enthalten Vitamin D.

Wie bei allen fettlöslichen Vitaminen gilt auch bei Vitamin D, zu viel kann schaden! Präparate sollten nur nach Absprache mit dem Arzt eingenommen werden.

Ansonsten: Viel Bewegung an der frischen Luft, insbesondere im Herbst und Winter.

Vitamin E

Vitamin E hat unter anderem eine Schutzfunktion gegenüber »freien Radikalen« und wirkt als Antioxidans (siehe Seite 85). Es bietet den Sauerstoff-Radikalen Paroli, die durch Umweltgifte, Rauchen, aber auch durch körpereigene Vorgänge gebildet werden. Weitere Funktionen – es soll zum Beispiel an der Herstellung von körpereigenem Eiweiß beteiligt sein und am Energietransport in den Zellen – sind noch weitgehend unerforscht.

12 bis 15 mg Vitamin E am Tag sollten es schon sein, was problemlos mit dem täglichen Essen möglich ist.

Besonders reich an Vitamin E sind Weizenkeim-, Sonnenblumen-, Mais- und Distelöl. Auch Nüsse, Getreidekeime, Spinat, Sellerie und Fenchel enthalten Vitamin E, wenn auch geringere Mengen.

Vitamin K

Damit eine Blutung stoppt, sind eine Reihe von Gerinnungsfaktoren wichtig. Einige können ohne Vitamin K nicht gebildet werden.

Vitamin K_1 kommt reichlich in grünem Blattgemüse vor wie Grün-, Rosen- oder Blumenkohl und Broccoli.

Vitamin K_2 wird von Bakterien im Dickdarm gebildet. Einen Mangel gibt es bei gesunden Erwachsenen nicht. Es findet sich in tierischen Lebensmitteln wie Fleisch, Milch, Butter und Käse.

Die wasserlöslichen Vitamine

Die Vitamine der B-Gruppe sind für die Energiegewinnung so wichtig, weil sie für den Abbau von Eiweiß, Fett und Kohlenhydraten verantwortlich sind.

Zu den B-Vitaminen zählen B_1, B_2, B_6, B_{12}, Biotin, Folsäure, Niacin und Phantothensäure.

Vitamin B_1 (Thiamin)

B_1 wird häufig als Nervenvitamin bezeichnet. Es ist für die Umwandlung von Kohlenhydraten in Energie wichtig. Stockt diese Umwandlung, können die Körperzellen auf Fett und Eiweiße zur Energieversorgung zurückgreifen, das Gehirn kann das nicht. Vitamin B_1 wird benötigt, um die Kohlenhydrate in Gehirn, Muskeln und anderen Organen abzubauen und so Energie zu gewinnen. Bei einer kohlenhydratreichen Ernährung steigt der Bedarf an Vitamin B_1. Leistungssportler oder körperlich schwer arbeitende Menschen, die einen höheren Kohlenhydratbedarf haben, müssen also mehr Vitamin B_1 zu sich nehmen, als körperlich Inaktive.

Vitamin B_1 kommt in fast allen Lebensmitteln vor. Besonders viel findet sich in den Randschichten aller Getreidearten. Deshalb sollten vornehmlich Vollkornprodukte wie Vollkornmehl oder brauner Reis (Naturreis) auf dem Speisezettel stehen. Auch Hülsenfrüchte und Kartoffeln sind thiaminreich, ebenso Schweinefleisch. Weil Vitamin B_1 empfindlich gegenüber Wasser, Luft und Hitze reagiert, müssen thiaminhaltige Lebensmittel schonend behandelt werden. Sie sollten möglichst nur kurz und nicht zu stark erhitzt werden, beispielsweise Kartoffeln nur dünsten und nicht lange warmhalten.

Vitamin B_2 (Riboflavin)

Auch B_2 spielt im Rahmen der Energiegewinnung eine zentrale Rolle: Ohne dieses Vitamin könnten Kohlenhydrate, Fette und Eiweiße nicht abgebaut und zur Energiegewinnung der Zellen genutzt werden. Bei körperlicher Aktivität steigt der Riboflavinbedarf.

Viele Lebensmittel enthalten Riboflavin. Etwa zwei Drittel unserer Versorgung stammen aus tierischen Lebensmitteln wie Milch und Milchprodukten, Fleisch und Fleischprodukten. Pflanzliche Lebensmittel wie zum Beispiel Vollkornprodukte tragen mit einem weiteren Drittel zur Versorgung bei. Wie bei allen B-Vitaminen gilt: Der Keim und die Kleie enthalten den höchsten Anteil. Wird das Korn zu Weißmehl verarbeitet, sinkt der Gehalt auf etwa ein Drittel. Ein weiterer Vitamin B_2-Lieferant ist Fisch.

Vitamin B_6 (Pyridoxin)

Dieses Vitamin hat einen fundamentalen Einfluss auf den Eiweißstoffwechsel. In der Nahrung wird Eiweiß in seine

Einzelteile, die Aminosäuren, aufgespalten. Daraus werden anschließend körpereigene Eiweiße aufgebaut. Fehlt Vitamin B_6, kann der Aufbau nicht von statten gehen. Besonders empfindlich reagieren in diesem Fall Gehirn und Nervensystem, beispielsweise wird die Konzentrationsfähigkeit geschwächt. Wegen der Wirkung auf den Eiweißstoffwechsel haben Menschen, die viel Eiweiß zu sich nehmen, einen erhöhten Vitamin B_6-Bedarf. Dieser Mechanismus trifft besonders dann zu, wenn viel tierisches Eiweiß über Fleisch, Fisch, Milch und Milchprodukte gegessen wird. Bei pflanzlichen Eiweiß steigt der Vitamin B_6-Bedarf nicht so stark.

Vitamin B_6 ist in fast allen Lebensmitteln enthalten. Fleisch und Innereien sind die tierischen B_6-Lieferanten. Auf der pflanzlichen Seite weisen Kartoffeln, Erbsen, Möhren, Grünkohl oder Bohnen einen hohen B_6-Gehalt auf, auch Brot und Getreideprodukte. Vitamin B_6-Königin unter den Obstsorten ist die Banane.

Vitamin B_{12} (Cobalamin)

Wir benötigen Vitamin B_{12}, um Blutkörperchen zu bilden und zur Bildung neuer Nervenzellen, die sich in kurzer Zeit regenerieren müssen.

Mikroorganismen die im menschlichen und tierischen Darm leben, können als einzige Lebewesen Cobalamin produzieren. Da der menschliche Körper das so hergestellte Vitamin B_{12} nicht ausreichend nutzen kann, müssen B_{12}-haltige Lebensmittel gegessen werden. Aufgrund der Tatsache, dass die besten B_{12}-Quellen – Leber, Nieren, Hirn und Herz – nicht jedermanns Sache sind, bieten sich Milch und Milchprodukte, Fleisch oder Eier an. Auch Fisch wie Hering und Lachs liefern viel Vitamin B_{12}.

Pflanzliche Lebensmittel haben nur dann Spuren von B_{12}, wenn sie von Bakterien vergoren wurden, wie zum Beispiel Sauerkraut.

Einen Mangel an Cobalamin haben übrigens nur Menschen, die sich über Jahre strikt vegan ernähren, das heißt weder Fleisch, Fisch noch Eier oder Milch zu sich nehmen.

Folsäure

Sie ist unerlässlich, damit sich unsere Zellen immer wieder teilen und neu bilden, ebenso brauchen wir sie für Wachstum und Reifung der roten und weißen Blutkörperchen. Folsäure und Vitamin B_{12} zeigen eine wechselseitige Abhängigkeit.

Folsäure (der Name ist abgeleitet aus den Lateinischen: folikum = Blatt) findet sich besonders reichlich in Blattsalaten und Gemüsen, wie Spinat, Endivien, Wirsing, Kopfsalat, Tomaten oder Gurken. Auch Brot und Backwaren aus Vollkornmehl tragen auch zu einer ausreichenden Bedarfsdeckung bei. In tierischen Lebensmitteln – außer in Leber und Nieren – ist der Folsäuregehalt relativ gering.

Da Folsäure hitze- und lichtempfindlich sowie wasserlöslich ist, sollte bei der Zubereitung von Salaten und Gemüse umsichtig hantiert werden: Dunkle Lagerung, kurzes Waschen und Dünsten sind das A und O für den Erhalt von möglichst viel Folsäure.

Biotin

Biotin ist am Abbau vieler Substanzen beteiligt, etwa dem von Eiweiß zu Aminosäuren. Ohne Biotin ist auch die Energieversorgung durch Umwandlung von Kohlenhydraten (bei Bedarf auch aus Fetten) in Glukose nicht möglich.

Einen kleinen Teil des benötigten Biotin bilden unsere »Untermieter«, die Darmbakterien – wenn auch nur in so winzigen Mengen, dass sie zur Bedarfsdeckung kaum beitragen. Die erforderliche Menge nehmen wir zum überwiegenden Teil durch Lebensmittel zu uns, denn fast alle enthalten es.

Einen besonders hohen Gehalt weisen Nüsse, Vollkorngetreide und -reis, Haferflocken, Spinat, Linsen, Eigelb oder Sojabohnen auf.

Niacin

Unter Niacin fassen Wissenschaftler die beiden Substanzen *Nicotinsäureamid* und *Nicotinsäure* zusammen. Wer nun meint, mittels der täglichen Zigarette seinen Nikotinbedarf decken zu sollen, irrt gewaltig: Obwohl chemisch verwandt, hat die Wirkung des Vitamins Niacin nichts mit dem Gift Nikotin zu tun. Beide Substanzen werden zur Energiegewinnung in den Zellen benötigt. Die Versorgung ist unproblematisch, da der Körper Niacin in der Leber und den Nieren aus der Aminosäure Tryptophan bildet.

Niacin ist in pflanzlichen und tierischen Lebensmitteln vorhanden. Mageres Fleisch, Fisch, Milch, Eier, Brot, Backwaren und Kartoffeln tragen zur Niacinversorgung bei. Es ist weder licht- noch temperaturempfindlich. Größere Verluste sollten aber beim Waschen und Kochen von Gemüse vermieden werden.

Panthotensäure

Auch sie hat im Stoffwechsel von Kohlenhydraten, Fett und Eiweiß eine entscheidende Funktion. Sie wird zum Beispiel zur Herstellung von Cholesterin, Provitamin A (= Beta-Carotin) oder dem Nervenbotenstoff Taurin benötigt.

Die Bezeichnung Panthoten stammt aus den Altgriechischen und bedeutet so viel wie »überall«. Die kommt in fast allen Lebensmitteln vor, besonders reich enthalten ist sie in Leber und Nieren. Fisch, Fleisch, Milch, Vollkornerzeugnisse und Hülsenfrüchte sind weitere Lieferanten.

Entgegen früherer Studien, die einen erhöhten Panthotenbedarf bei Stress vermuten ließen, ist nach Ansicht der DGE heute eine Supplementierung, also zusätzliche Aufnahme über Nahrungsergänzungsmittel oder angereicherte Lebensmittel, nicht nötig.

Vitamin C

Das auch Ascorbinsäure genannte Vitamin ist heute wohl der bekannteste Ergänzungsnährstoff, seine positiven Wirkungen sind dem Großteil der Bevölkerung bekannt:

- Schutz vor zellschädigenden »Radikalen«, der so genannte Antioxidationsschutz (siehe Seite 85), zum Beispiel gegen Krebs, Arteriosklerose oder Herzinfarkt;

- Hilfe beim Aufbau des Bindegewebes, von Knochen und Zähnen;
- Stärkung des Immunsystems;
- Entgiftung;
- Hemmung der Nitrosaminbildung.

Nicht sicher ist jedoch die Annahme, man könne sich mit Megadosen Vitamin C vor Infekten schützen. Eine solche Wirkung ist wissenschaftlich nicht hinreichend bewiesen.

Vitamin C ist in Lebensmitteln weit verbreitet, da es viele Pflanzen und Tiere selbst bilden können. Als einheimisches Gemüse ist die Kartoffel wichtigste Quelle, neben verschiedenen Kohlsorten und Spinat. Zitrusfrüchte und Paprika tragen ebenfalls zur Vitamin C-Versorgung bei. Viel Wasser und Luft schadet dem Vitamin, es wird abgebaut. Relativ viel Vitamin C geht in das Kochwasser über, so dass Gemüse nur mit geringen Wassermengen gedünstet werden sollte. Auch Lagerdauer und -temperatur wirken sich negativ auf den Vitamin C-Gehalt aus.

Mineralstoffe – vielseitig im Einsatz

Mineralstoffe stellen lebensnotwendige Bestandteile für den Körper dar, die mit den Nahrungsmitteln aufgenommen werden müssen. Die Baustoffe für den Organismus beeinflussen Nerven- und Muskelfunktionen, regeln den Wasserhaushalt und sind Bestandteile von Hormonen. Mineralstoffe ist der Oberbegriff für *Mengen- und Spurenelemente*.

Übersicht ausgewählter Mineralstoffe

Mengenelemente (Konzentration größer als 50 mg/kg Körpergewicht)	**Spurenelemente** (Konzentration weniger als 50 mg/kg Körpergewicht)
Kalzium (Ca)	Eisen (Fe) (Ausnahme: Konzentration = 60 mg/kg Körpergewicht; wird den Spurenelementen wegen seiner Wirkungsweise zugerechnet)
Phosphor (P)	Jod (J)
Natrium (Na)	Zink (Zn)
Chlorid (Cl)	Fluorid (F)
Kalium (K)	Selen (Se)
Magnesium (Mg)	Kupfer (Cu)
Schwefel (S)	Mangan (Mn)
	Chrom (Cr)

Mengenelemente

Natrium (Na) und Chlorid (Cl)

Bei der Regulierung des Wasserhaushalts spielt Natrium eine wichtige Rolle. Weiterhin ist es für die Aufnahme der Kohlenhydrate im Darm notwendig. Auch würde die Reizübertragung von Nerven und Muskeln ohne Natrium nicht reibungslos funktionieren. Natrium und Chlorid finden sich kaum in Grundnahrungsmitteln, durch Kochsalz in Form von Natriumchlorid gelangen sie jedoch in mehr als ausreichender Menge in den Körper. 2,5 g Kochsalz enthalten rund 1 g Natrium. Als ausreichend wird eine Menge von 6 g Natriumchlorid täglich angesehen. Die tatsächliche Durchschnittsmenge liegt in Deutschland bei etwa 7,5 g Natriumchlorid pro Tag. Vielfach steckt es in verarbeiteten Lebensmitteln wie Käse und Wurst oder Fertiggerichten und Knabbereien. Einige Menschen reagieren auf Kochsalz empfindlich, ein Zuviel an Salz kann sich bei dieser Gruppe zu Problemen mit Bluthochdruck entwickeln. Da nicht bekannt ist, wer zu dieser »salzsensitiven« Personengruppe zählt, wird allgemein eine niedrigere Salzzufuhr empfohlen.

Kalium (K)

Kalium ist der so genannte Gegenspieler des Natriums. Es wirkt entwässernd, ist an der Blutdruckregulierung beteiligt und für die Reizübertragung wichtig. Es hat eine entscheidende Rolle beim Auffüllen der Glykogenspeicher (siehe Seite 15).

Kalium ist vor allem in pflanzlichen Lebensmitteln zu finden. Besonders reich sind Trockenobst und Hülsenfrüchte. Frisches Obst, Fruchtsäfte, Kartoffeln und Gemüse sowie Milch und Milchprodukte liefern ebenfalls Kalium. Durch zu viel Wasser beim Zubereiten und Kochen verlieren die Lebensmittel viel davon.

Kalzium (Ca)

Dieser Mineralstoff ist wichtig für Knochen und Zähne, übernimmt eine wichtige Funktion bei der Blutgerinnung und der Kontraktionsfähigkeit der Muskeln.

Als stark kalziumhaltig gelten Milch und Milchprodukte, ebenso dunkle und grüne Gemüsesorten wie Broccoli, Fenchel, Grünkohl und Spinat. Auch Mineralwasser, das mehr als 150 mg Ca/Liter enthält, trägt zur Kalzium-Versorgung bei. Wer regelmäßig Milch und Milchprodukte wie Quark, Joghurt, Käse zu sich nimmt, kann sich den Kauf von Kalziumangereicherten Säften sparen.

Tipp:
Wer sich viel im Freien bewegt, unterstützt die Produktion von Vitamin D. Es fördert wiederum die Kalzium-Einlagerung in die Knochen.

Phosphor (P)

In Form von energiereichen Phosphaten dient Phosphor als Energiequelle für alle Leistungen der Zellen, auch der Muskelzellen. Gemeinsam mit Kalzium sorgt es für die Festigkeit von Knochen und Zähnen. Die meisten Menschen nehmen hier zu Lande über die Nahrung in Form von Phosphat mehr Phosphor zu sich (zum Beispiel als Geschmacksverstärker in verarbeiteten Lebensmitteln) als nötig. Phosphat ist in fast allen Lebensmitteln enthalten, besonders in eiweißreichen Lebensmitteln wie Milch-, Milchprodukten, Fleisch und Fisch.

Magnesium (Mg)

Rund 300 Enzyme sind bekannt, die ohne Magnesium nicht richtig wirken, u.a. die wichtigen für die Energiegewinnung. Übertragung der Reize von den Nerven auf die Muskeln und Muskelkontraktion sind weitere Aufgaben von Magnesium. Muskelkrämpfe können auf Magnesiummangel hindeuten.

Besonders reiche Magnesiumquellen sind Vollkornprodukte (Weißmehlprodukte enthalten wesentlich weniger Magnesium), Hülsenfrüchte, Kartoffeln, grünes Gemüse, Bananen und Beerenfrüchte. Milch und Milchprodukte, Fleisch und Fisch enthalten zwar weniger Magnesium, aber in besser verfügbarer Form, der Körper kann es besser aufnehmen und verwerten.

Bei der Auswahl Ihres Mineralwassers sollten Sie auf einen Mg-Gehalt von circa 100 mg/Liter und mehr achten.

Enzyme sind Eiweiße, die im Körper lebensnotwendige Vorgänge – unter anderem die Bereitstellung von Energie – durchführen oder beschleunigen. Sie werden bei Bedarf vom Körper selbst gebildet.

Spurenelemente

Eisen (Fe)

Ohne Eisen könnten die roten Blutkörperchen nicht den notwendigen Sauerstoff in die (Muskel-) Zellen transportieren und dort speichern. Viele Enzyme sind auf das Vorhandensein von Eisen angewiesen.

Für sportlich Aktive ist eine ausreichende Eisenversorgung notwendig, da der Sauerstofftransport im Blut vermehrt beansprucht wird und der Organismus eine größere Blutmenge bildet. Abgeschlagenheit, Müdigkeit, Blässe und eingeschränkte Leistungsfähigkeit können die Folge einer Unterversorgung mit Eisen sein.

Junge, sportliche Frauen sollten besonders auf eine ausreichende Eisenaufnahme achten, da sie durch die Menstruation regelmäßig Eisen verlieren.

Dieses Spurenelement findet sich sowohl in pflanzlichen als auch in tierischen Lebensmitteln. Eisen aus pflanzlichen Lebensmitteln kann vom Körper schlechter verwertet werden. Nur etwa ein bis zehn Prozent des in Pflanzen enthaltenen Eisens nimmt der Organismus auf. Bei tierischen Lebensmitteln liegt die Aufnahmerate etwa doppelt so hoch.

Beste Eisenquelle ist Fleisch, es sollte aber nicht häufiger als zwei bis drei mal pro Woche auf dem Speiseplan stehen. Die Kombination von Fleisch mit pflanzlichen Lebensmitteln, wie beispielsweise Spinat, Mangold, Hülsenfrüchte oder Broccoli, erhöht die Absorptionsrate pflanzlichen Eisens. Ein Glas Orangensaft, frisches Obst oder Gemüse zeigen ebenfalls einen positiven Effekt. Das darin enthaltene Vitamin C steigert die Aufnahme von Eisen.

Jod (J)

Jod ist essentieller Baustoff für die Schilddrüse, die damit Schilddrüsenhormone herstellen kann. Diese spielen eine wichtige Rolle im Stoffwechsel bei der Verbrennung von Kohlenhydraten, Fett und Eiweiß.

Deutschland zählt zu den Jodmangel-Gebieten, da die Böden und dadurch auch die Nutzpflanzen an Jod verarmt sind.

Viel Jod enthalten Seefische, vor allem Kabeljau, Seelachs, Scholle und Schellfisch sowie andere Meerestiere. Die empfohlenen ein bis zwei Seefischmahlzeiten pro Woche reichen für eine adäquate Jodversorgung jedoch nicht aus. Jodhaltige Mineralwasser gibt es wenige. Sind sie sehr jodhaltig, findet sich auf dem Etikett ein Hinweis »jodhaltig«. Sie sagen aber geschmacklich nicht jedermann zu.

Die sinnvolle Jodquelle ist *jodiertes Speisesalz*. Mindestens 15 und höchstens 25 mg Jod dürfen in 1 kg Speisesalz enthalten sein. Allerdings sollte hier nicht nach der Devise »viel hilft viel« verfahren werden und zur Vermeidung eines Jodmangels eine Zusatzprise Salz ans Essen kommen. Inzwischen gehen immer mehr Verantwortliche in der Gemeinschaftsverpflegung (Kantinen, Mensen), Bäcker, Metzger und Lebensmittelhersteller dazu über, ihre Nahrungsmittel mit Jodsalz zu verarbeiten.

Tipp:
***Meersalz* enthält nicht genug Jod – falls kein zusätzliches zugefügt wurde – und ist damit keine Alternative zu jodiertem Speisesalz.**

Zink (Zn)

Dieses Spurenelement ist Bestandteil von über 200 Enzymen bzw. beeinflusst sie. Zur Aufrechterhaltung des Immunsystems (Infektabwehr) ist es ebenso erforderlich wie bei Insulinspeicherung und Wundheilung. Stresssituationen und Infektionen können die Zinkverwertung beeinflussen. Ein Zinkmangel durch zu geringe Zinkaufnahme ist sehr selten.

Fleisch, Geflügel, Fisch, Eier, Milch und Milchprodukte liefern relativ viel Zink. Vollkornerzeugnisse enthalten mehr Zink als niedrig ausgemahlene Produkte (zum Beispiel Weißmehl).

Selen (Se)

Selen, verwandt mit Schwefel, wird eine antioxidative Eigenschaft zugesprochen. Das heißt, es soll die Zellen vor schädigenden »Radikalen« schützen (siehe Seite 85 ff.). Studien deuten auf eine krebsverhindernde bzw. vorbeugende Wirkung gegen Krebs hin. Die Menge an Selen, die aufgenommen wird bzw. die Menge die notwendig ist, ist bisher nicht ermittelt worden, sondern wird von der Wissenschaft geschätzt.

Selen ist in vielen Lebensmitteln – wenn auch in kleinen Mengen – enthalten. Fleisch, Fisch und Eier sind Hauptbereitsteller. Auch Linsen und Spargel besitzen kleine Anteile Selen.

Da die Böden in Deutschland nicht sehr selenreich sind, tragen zum Beispiel Getreide und Brot hier nicht sehr zur Selenaufnahme bei.

Eine Anreicherung der Nahrung wird derzeit von wissenschaftlicher Seite trotzdem *nicht* propagiert. Da Effekte auf die Vorbeugung gegen Herzinfarkt, Krebs und Störungen des Immunsystems noch nicht hinreichend geklärt sind, kann eine über den Schätzwerten der Deutschen Gesellschaft für Ernährung (DGE) liegende Zufuhr nicht empfohlen werden.

Kupfer, Mangan, Chrom und andere Spurenelemente

Sie sind Bestandteil von lebensnotwendigen Verbindungen wie Eiweißen, Hormonen, Enzymen und anderen Substanzen oder wirken auf sie. Für diese Spurenelemente werden von der DGE Schätzwerte für die Zufuhr angegeben.

Die Deutsche Gesellschaft für Ernährung gibt als eine angemessene Zufuhr pro Tag an:
Kupfer: 1,0 bis 1,5 mg/Tag
Mangan: 2,0 bis 5,0 mg/Tag
Chrom: 30 bis 100 ng/Tag
Kupfer kommt in Fischen, Schalentieren, Nüssen, Getreide und einigen Gemüsearten vor; Mangan in allen pflanzlichen und tierischen Lebensmitteln; Chrom in Kalbsleber, Weizenkeimen und Honig.

Antioxidantien – Schutzfaktoren für die Gesundheit

Die Wissenschaft weiß seit einiger Zeit, dass in Pflanzen Stoffe vorkommen, die eine vorbeugende Wirkung bei verschiedenen Krankheiten wie zum Beispiel Herzinfarkt, Krebserkrankungen oder geschwächtem Immunsystem beitragen. Man nennt diese Stoffe *bioaktive Substanzen*. Einigen von ihnen wird eine so genannte *antioxidative Eigenschaft* zugesprochen: sie können *freie Radikale* unschädlich machen. Auch Ballaststoffe, sekundäre Pflanzeninhaltsstoffe sowie Bakterien zum Beispiel in Joghurt und Sauerkraut zählen zu den bioaktiven Substanzen.

Freie Radikale

Dabei handelt sich es um sauerstoffhaltige, angriffslustige Moleküle, die Zellen schädigen. Freie Radikale werden nicht nur im Körper gebildet, sie kommen auch über Nahrung, durch Umweltgifte, Zigarettenrauch, Alkohol oder UV-Licht in unseren Körper.

Häufig fällt bei Sportlern der Begriff »oxidativer Stress«. Damit ist die Schädigung an Eiweiß- und Fettverbindungen durch freie Radikale gemeint. Es wird angenommen, dass diese Schädigungen an Gewebe und Zellen einen ungünstigen Einfluss auf die Leistungsfähigkeit haben.

Sport ist mit oxidativem Stress verbunden. Regelmäßiges Training erhöht den enzymatischen Schutz des Gewebes vor freien Radikalen. Der Körper verfügt über anpassungsfähige Schutzsysteme, die bei Bedarf entsprechend mobilisiert werden. In kontrollierten Studien konnte nachgewiesen werden, dass Ausdauersportler weniger Oxidationsschäden hatten als Untrainierte. Ein positiver Effekt der antioxidativen Vitamine zeigte sich nur bei Untrainierten. Auch eine muskuläre Leistungssteigerung wurde als sehr unwahrscheinlich angesehen. Es wurde kein Hinweis gefunden, dass durch zusätzliche Aufnahme antioxidativer Vitamine die muskuläre Belastbarkeit verbessert werden kann.

Eine ausgewogene, vollwertige Ernährung mit vielen Früchten und Gemüse bietet ausreichend aktiven Zellschutz.

So wichtig die Schutzfaktoren auch sind – die Natur bietet ausreichend davon in Obst und Gemüse. Der Griff zur Pille ist nicht nur unnötig und teuer, er kann auch im Einzelfall genau das Gegenteil der erhofften Wirkung bringen. Nicht umsonst warnt das Bundesinstitut für Risikobewertung (BfR), früher das Bundesinstitut für gesundheitlichen Verbraucherschutz und Veterinärmedizin (BgVV) vor der Aufnahme von isoliertem Beta-Carotin.

Bereits ein Jahr zuvor konnte das BfR, früher BgVV, Todesfälle nach dem Verzehr des Spurenelements Germanium nicht ausschließen. (BgVV – Pressedienst 19/2000 vom 8.9.2000)

Stichwort: Gentechnik

Verschiedene Vitamine, Fettsäuren, Eiweißpräparate oder Traubenzucker können bereits heute mittels Gentechnik hergestellt werden. Bei Traubenzucker wird teilweise gentechnisch veränderter Mais verwendet. Auch Aminosäuren oder Vitamine, wie zum Beispiel B_2 und B_{12}, werden unter Zuhilfenahme von gentechnisch veränderten Mikroorganismen produziert.

Genetisch veränderte Sojabohnen und Mais sowie daraus hergestellte Zutaten und Zusatzstoffe finden sich seit Mitte der 90er-Jahre auf dem europäischen Nahrungsmittelmarkt. Bereits jetzt stammt ein Drittel der Weltsojaernte aus gentechnisch veränderten Sorten. Derart bearbeitete Nahrung ist weiter verbreitet als gemeinhin angenommen, so enthalten mittlerweile rund 20.000 verarbeitete Lebensmittel Bestandteile von Soja.

Sojabestandteile verstecken sich auf der Zutatenliste hinter Begriffen wie »pflanzliches Öl«, »Lecithin«, »E 322«, »Mono- und Diglyceride«, »Sojaeiweiß«, »Sojaflocken«.

Ähnlich verhält es sich bei Mais, den die Lebensmittelindustrie überwiegend zur Stärkeproduktion einsetzt, unter anderem für Pudding-, Suppen- oder Soßenpulver. In der Zutatenliste findet sich dafür die Bezeichnung »Stärke« oder »modifizierte Stärke«. Aus Mais können auch Süßungsmittel zum Beispiel für Getränke oder Ascorbinsäure (Vitamin C) hergestellt werden.

Allerdings sagt die Zutatenliste nicht immer etwas darüber aus, ob bestimmte Bestandteile der Lebensmittel mit Hilfe von gentechnischen Verfahren gewonnen oder verarbeitet wurden. Lebensmittel müssen bislang nur dann als »gentechnisch verändert« gekennzeichnet werden, wenn

- der Nachweis erbracht werden kann, dass verändertes Erbgut oder veränderte Eiweiße aus Gensoja oder -mais vorhanden sind und dies beabsichtigt wurde;

- die Verarbeitung unbeabsichtigt erfolgte, der Anteil des veränderten Gensoja oder -mais über ein Prozent der Zutaten liegt. Dann muss der Hersteller die Kennzeichnung »... gentechnisch verändert« oder »... aus genetisch veränderten Sojabohnen/Mais hergestellt« oder »... enthält aus genetisch veränderten Sojabohnen/genetisch verändertem Mais hergestellte ...« anbringen.

Da der Nachweis in der Praxis schwer zu erbringen ist, wird zum Beispiel für Öle, die aus Gensoja hergestellt worden sind, keine Kennzeichnung vorgeschrieben.

Genetische Veränderungen an der Sojapflanze sind bei daraus hergestellten Eiweißbestandteilen (zum Beispiel in Eiweißpräparaten) hingegen nachweisbar und müssen gekennzeichnet werden.

Lebensmittel, die Zusatzstoffe, Aromen, und Enzyme enthalten, die mit Hilfe der Gentechnik hergestellt wurden, müssen keinen Hinweis auf das Produktionsverfahren aufweisen.

Tipp:
Wenn Sie wissen wollen, ob Ihre Produkte mit Hilfe gentechnischer Verfahren hergestellt wurden, reicht der Blick auf die Zutatenliste also nicht aus. Sie müssen beim Hersteller nachfragen.

Fragen Sie ihn, ob er bei der Auswahl der Rohstoffe auf gentechnikfreie Ware besteht und sich dies auch von den Lieferanten bestätigen lässt.

Weitere Informationen erhalten Sie im Internet unter der Adresse www.transgen.de.

5

Schorle Marsch – Trinken beim Sport

Die Werbung suggeriert: Wer Sport treibt, braucht spezielle Sportlergetränke. Was davon zu halten ist, haben wir bereits in einem früheren Kapitel genauer betrachtet. Hier wollen wir uns allgemein mit Flüssigkeitsaufnahme bei Sport befassen.

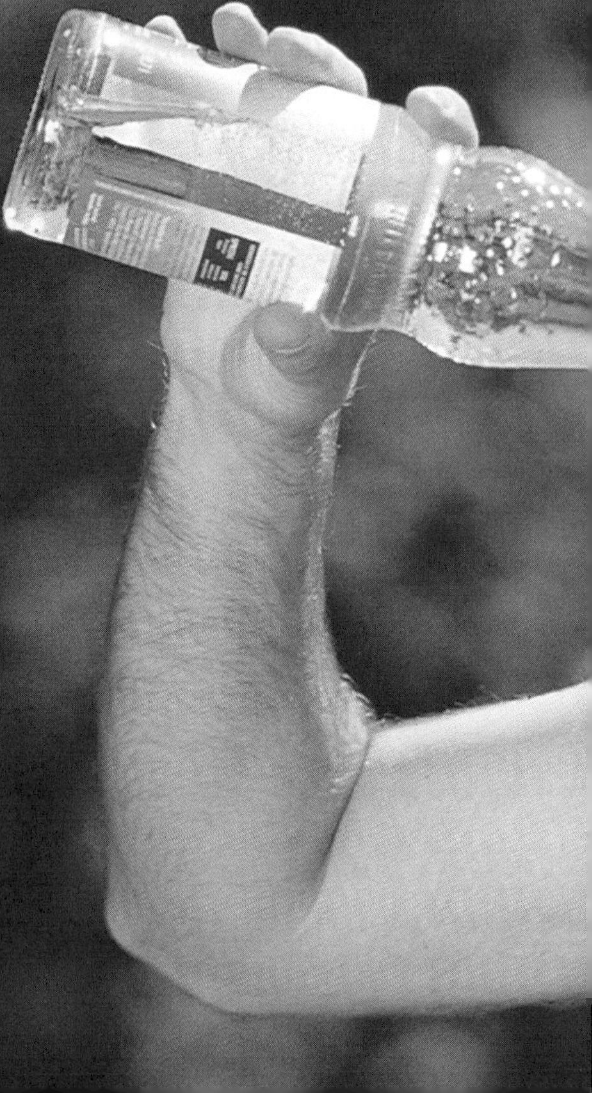

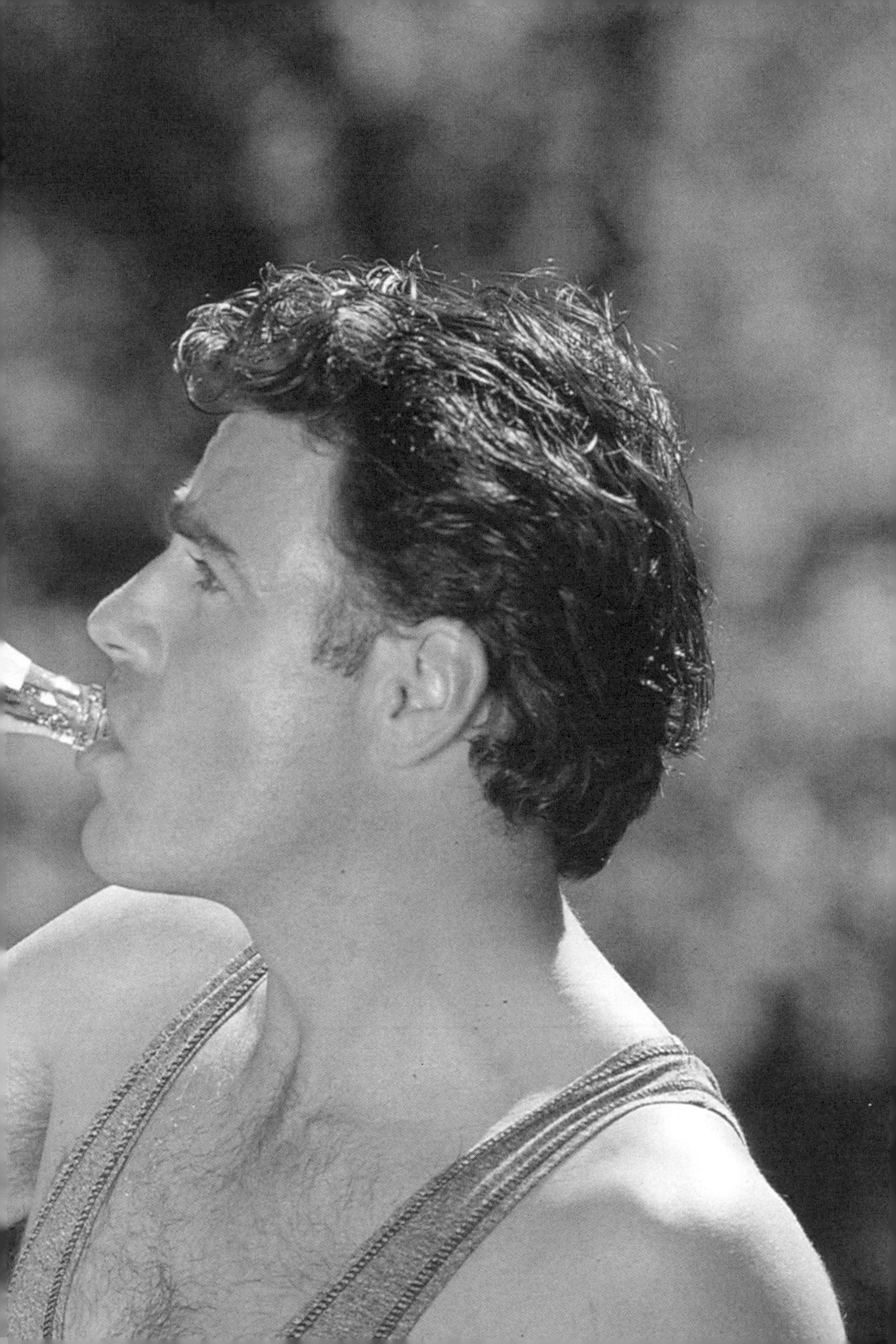

Alle Freizeitsportler wissen, sportliche Aktivität verursacht Schwitzen, dadurch entsteht Durst. Wissenschaftlich ausgedrückt heißt das: Bei körperlicher Anstrengung wandelt die Muskulatur vorhandene chemische Energie in mechanische Energie und Wärme um. Leider ist dabei der Wirkungsgrad recht gering, mehr als 70 % der Energie geht als Wärme »verloren«. Unser Körper arbeitet in dieser Hinsicht ähnlich effektiv wie herkömmliche Glühlampen, bei denen gerade zehn Prozent der eingesetzten Energie in Licht umgewandelt werden, der Rest erhitzt als Wärmeabstrahlung die Umwelt. Mit der Entwicklung von Energiesparlampen verbesserte sich dieses (Miss-) Verhältnis deutlich. Ähnliche Verbesserungen sind für den menschlichen Körper nicht in Sicht – auch nicht durch so genannte Wundermittel.

Es tritt also der allbekannte Effekt ein: Zunächst wird uns bei körperlicher Betätigung warm. Je nach der Intensität der Betätigung beginnen wir zu schwitzen, der Schweiß kann auch in Strömen fließen. Unser Körper produziert Schweiß, um einer Überhitzung vorzubeugen, die Verdunstung auf der Haut trägt zur Abkühlung bei. Damit einher geht ein je nach Schwitzintensität mehr oder weniger starker Flüssigkeitsverlust.

Künstlich auftanken?

Die Werbung für die so genannte Sportlergetränke will glaubhaft machen, dass ohne Kunstprodukte keine nennenswerten sportlichen Leistungen möglich sind. Eine ausführliche Betrachtung dieser Getränke finden Sie auf Seite 42 ff.

Literweise Schweiß

Zunächst hängt der Flüssigkeitsverlust von *Dauer* und *Intensität* der körperlichen Anstrengung ab. Hinzu kommen als Einflussfaktoren klimatische Gegebenheiten wie *Umgebungstemperatur* und *Luftfeuchtigkeit*. Eine Stunde Dauerlauf bedeutet einen Flüssigkeitsverlust von bis zu 1,5 Litern. Ist es heiß, können es leicht bis zu zwei Liter werden. Bei einem Fußballspiel verlieren Spieler bis zu 3,5 Liter, Marathonläuferinnen und -läufer schwitzen bis zu vier Liter Flüssigkeit beim Lauf aus.

Dies sind wohlgemerkt nur Anhaltswerte. Die tatsächlichen Werte sind abhängig von den genannten Einflussfaktoren.

Trinken, bevor der große Durst kommt

Bei längeren Anstrengungen ist es wichtig zu trinken, bevor ein Durstgefühl verspürt wird. Durst ist ein Anzeichen dafür, dass bereits ein Flüssigkeitsmangel vorliegt.

Für Freizeitsportler, die zum Beispiel einen Dauerlauf über fünf oder zehn Kilometer absolvieren, ist es vollkommen ausreichend, die Verluste nach der Belastung auszugleichen. Bei einem entsprechenden Lauf unter Wettkampfbedingungen besteht zudem keine Möglichkeit, während des Laufes Wasser nachzufüllen, im Gegensatz zum Beispiel zu einem Marathonlauf.

Fußballer haben während des 90minütigen Spiels nur während einer Viertelstunde in der Halbzeitpause Gelegenheit, Flüssigkeit zu sich zu nehmen. Wer dann versuchen würde, zwei Liter in sich hinein zu schütten, hätte in der zweiten Halbzeit vermutlich Magenprobleme.

Ein Marathonlauf oder eine längere, stramme Fahrradtour wiederum sind ohne häufiges und regelmäßiges Trinken jeweils kleinerer Mengen (zum Beispiel alle 15 Minuten einen Viertel Liter) gar nicht durchzustehen.

Wichtig ist dabei, dass die Flüssigkeitsaufnahme konsequent von Beginn an erfolgt und nicht erst, wenn der Durst kommt, siehe oben.

Wichtig für Sport Treibende bei Ausdauerleistungen: Trinken Sie bereits vor der Betätigung ausreichend und legen Sie sich einen kleinen Wasservorrat an. Das heißt, trinken Sie so viel, dass Sie nicht das Gefühl haben, in ihrem Magen »Ballast« mit sich zu schleppen. Empfohlen wird in der Regel etwa ein Viertel Liter Mineralwasser oder Fruchtsaft-Schorle.

Schwitzen und Mineralstoffverlust

Was geschieht in unserem Körper, wenn er schwitzt? Zunächst geht Wasser verloren. Das ist allerdings *salzig*, wir haben es wohl alle schon mal geschmeckt und darum brennt der Schweiß, wenn er in die Augen kommt. Schweiß enthält aber nicht einfach nur Salz, sondern auch andere *Mineralstoffe*. Verloren gehen beim Schwitzen unter anderem Natrium, Chlorid, Kalium, Magnesium und Kalzium.

Welche empfehlenswerten Alternativen gibt es?

Wenn also nicht mit Sportlergetränken, womit sollen Freizeitsportler dann ihren Durst löschen und ihren Flüssigkeits- und Energieverlust ausgleichen?

- Bei weniger intensiven und weniger lang andauernden Anstrengungen ist es ausreichend, Mineralwasser zu trinken. Es sollte wenig Kohlensäure enthalten, um ein den Bewegungsdrang behinderndes Völlegefühl zu vermeiden.

- Die Lösung für ambitioniertere Freizeitsportler, die nicht nur Wasser, sondern auch Mineralstoffe und Kohlenhydrate nachfüllen wollen, sind »hausgemachte« Sportler-Getränke: Mischungen aus Mineralwasser und Fruchtsäften, zum Beispiel Apfel- oder Orangensaft. Die Fruchtsäfte liefern Kohlenhydrate und relativ viel Kalium. Werden die Schorlen im Verhältnis von einem Teil Saft zu zwei bis drei Teilen Mineralwasser gemischt, liegt der Anteil bei 20 bis 80 g Kohlenhydrate je Liter.

Das Mineralwasser sollte einen hohen Natrium- und Chloridanteil enthalten (jeweils über 200 mg/l). Auch andere Mineralstoffe wie Magnesium und Kalzium sollten reichlich vorhanden sein. Als »magnesiumhaltiges Mineralwasser« können Wasser bezeichnet werden, die mehr als 50 mg Magnesium (Mg) pro Liter enthalten. Bei mehr als 150 mg Kalzium (Ca) pro Liter Mineralwasser, kann die Angabe »Kalziumhaltig« gemacht werden.

Die entsprechenden Angaben finden Sie auf dem »Analysenauszug« auf dem Etikett jeder Flasche.

Auf diese Weise können Sie preisgünstig Ihr eigenes Sportlergetränk herstellen, das zudem nur das enthält, was erwünscht und notwendig ist. Überflüssige Zusätze wie Süßstoffe, Aromen oder Koffein, die in manchen der angebotenen Sportlergetränke enthalten sind, können Sie damit meiden.

Preisvergleich Beispielrechnung:	**Preise Ihrer »Lieblingsgetränke«:**	**Sportlergetränke:**
0,75 l Mineralwasser ca. 0,28 €	0,75 l Mineralwasser ca. ...... €	
0,25 l Fruchtsaft ca. 0,31 €	0,25 l Fruchtsaft ca. ...... €	
1 l »Hausgemachtes« ca. 0,59 €	**1 l »Hausgemachtes« ca. ...... €**	**1 Liter ca. 0,70 bis 3,60 €**

Beeinträchtigungen durch Flüssigkeitsverluste?

Viele Sportlerinnen und Sportler fragen sich: Welche Folgen haben die teilweise erheblichen Schweißmengen und damit einher gehenden Flüssigkeitsverluste für den Körper? Können sie zu Beeinträchtigungen führen oder sogar gefährlich werden?

Stellen wir uns zunächst eine »Beispiel«-Athletin oder einen »Beispiel«-Athleten mit 70 kg Körpergewicht vor. Wissenschaftliche Untersuchungen gehen davon aus, dass es ab einem Flüssigkeitsverlust von zwei Prozent zu ersten Beeinträchtigungen der Leistungsfähigkeit kommt. Bei unseren Beispiel-Sportlern wären das 1,4 Liter Schweiß. Das entspricht zum Beispiel etwa einer Stunde intensivem Dauerlauf bei den genannten Einflussfaktoren.

Ab einem Flüssigkeitsverlust von etwa zehn Prozent wird davon ausgegangen, dass es zu ernsthaften und bedrohlichen Symptomen kommt. Das entspräche bei unseren Beispiel-Athleten einer Schweißmenge von sieben Litern und nach unserer Beispiel-Rechnung etwa fünf Stunden intensivem Dauerlauf – vorausgesetzt dabei, dass zwischenzeitlich keinerlei Flüssigkeit aufgenommen wurde!

Da dies sind sicherlich nicht die Trainingsdimensionen von Freizeit- oder Breitensportlern sind, ist mit keinen Beeinträchtigungen durch Flüssigkeitsverluste bei freizeitsportlichen Betätigungen zu rechnen.

Ernährung rund um den Wettkampf

Regelmäßige Lauftreffs, Fußballspiele gegen andere Mannschaften, Teilnahme am Stadtmarathon – auch Breitensportler messen gerne ihre sportliche Leistungsfähigkeit unter Wettkampfbedingungen. Eine sinnvolle Auswahl und Zusammenstellung der Nahrungsmittel nicht nur im Training, sondern auch vor und während des Wettkampfes sowie danach sind das A und O für eine optimale Leistungsfähigkeit.

Einige Ernährungsgrundregeln gelten für alle Sport Treibenden:

1 Gesund durchs Jahr!

Eine ausgewogene Ernährung (siehe Seite 52 ff.) das ganze Jahr über hält gesund und macht fit.

2 Voller Bauch trainiert nicht gern!

Zwei bis drei Stunden vor dem Training sollte die letzte größere Mahlzeit gegessen werden. Kohlenhydratreiche und fettarme Speisen sind empfehlenswert. Eiweiß und Fett verbleiben länger im Magen und belasten die Aktivitäten.

3 Wettkampfnahrung

Sportler sollten nicht nüchtern an den Start gehen. Je nach Zeitpunkt bietet sich am Abend vorher oder am Wettkampfmorgen eine Kohlenhydratreiche Mahlzeit an. Sie sollte 3 bis 4 Stunden vor dem Start gegessen werden. Ein kleiner Imbiss rund 30 bis 60 Minuten vor dem Wettkampf – ebenfalls kohlenhydratreich und fettarm – beugt einem knurrenden Magen vor.

4 Dem Durst vorbeugen!

Vor dem Start sind nicht zu große Mengen an Flüssigkeit nötig, um die Depots zu füllen. Verdünnte Obstsäfte im Verhältnis 1:3 (mit Mineralwasser gemischt) sind geeignet. Zuckerhaltige Getränke wirken leistungsmindernd, weil sie den Blutzuckerspiegel zum Schwanken bringen.

Dauert das sportliche Kräftemessen länger an, muss ausreichend Flüssigkeit zugeführt werden. Alle 15 bis 20 Minuten sollten Sie kleine Portionen Flüssigkeit (circa 150–250 ml) trinken (siehe hierzu Seite 90 ff.).

Bei längeren Wettkämpfen oder während der Pausen sind zudem kleine kohlenhydratreiche Imbisse (Banane oder Vollkornkekse) oder leicht gesüßte Getränke sinnvoll, um dem so genannten »Hunger-Ast« vorzubeugen.

5 **Erholen und Trinken!**

Nach dem Wettkampf ist Regeneration angesagt. Flüssigkeit und Elektrolyte müssen zugeführt, die Glykogenspeicher wieder aufgefüllt werden. Weil die meisten Sportler nach den körperlichen Aktivitäten keinen großen Hunger verspüren, leisten Säfte, Kaltschalen, Suppen oder Pudding erst mal gute Dienste.

Tipps für die Praxis

Wenn Sie nach der Lektüre dieses Ratgebers immer noch an dem einen oder anderen Produkt festhalten wollen – weil Sie vielleicht meinen, der Müsliriegel wäre doch so praktisch, das Vitamin- oder Mineralstoffgetränk so schmackhaft oder das Eiweißpulver würde Sie viel »fitter« machen und Ihre Muskeln besser formen – hier noch einige abschließende Tipps.

- Wenn Sie erstmals oder nach einer längeren Unterbrechung ehrgeizige sportliche Aktivitäten aufnehmen wollen, sollten Sie sich von einem Arzt gründlich untersuchen lassen.

- Nehmen sie nicht wahllos irgendwelche Präparate, nur weil andere es tun oder es gerade »in« ist.

- Verfahren Sie nicht nach dem Motto: Viel hilft viel! Bestimmte Substanzen, wie zum Beispiel fettlösliche Vitamine, dürfen nicht überdosiert werden.

- Immer wieder warnen das Bundesministerium für Verbraucherschutz, Ernährung und Landwirtschaft und das Bundesinstitut für Risikobewertung (BfR) vor der Einnahme von Muskelaufbaupräparaten, die zu ernsthaften gesundheitlichen Beeinträchtigungen geführt haben.

- Kaufen sie keine Produkte, die nicht ausreichend gekennzeichnet oder die in einer für Sie nicht verständlichen Sprache deklariert sind.

- Generell sollten Sie sich über die Zusammensetzung der Mittel genau informieren – insbesondere bei Internet- oder Versandhausbestellungen.

- Prüfen Sie auch die Fachkenntnisse des (Verkaufs-) Personals in Fitness-Studios oder ähnlichen Einrichtungen.

- Vergleichen Sie die Preise. Denken Sie über günstige Alternativen nach, die wir Ihnen genannt haben.

Und nun los! Wir wünschen Ihnen viel Spaß und Erfolg beim Sport!

Adressen der Verbraucherzentralen

Verbraucherzentrale
Baden-Württemberg e. V.
Paulinenstraße 47
70178 Stuttgart
Telefon: 0711-6691-10
Telefax: 0711-6691-50
e-mail:
info@verbraucherzentrale-bawue.de

Verbraucherzentrale Bayern e. V.
Mozartstraße 9
80336 München
Telefon: 089-53987-0
Telefax: 089-537553
e-mail: info@
verbraucherzentrale-bayern.de

Verbraucherzentrale Berlin e. V.
Bayreuther Straße 40
10787 Berlin
Telefon: 030-21485-0
Telefax: 030-21172-01
e-mail:
mail@verbraucherzentrale-berlin.de

Verbraucherzentrale
Brandenburg e. V.
Templiner Straße 21
14473 Potsdam
Telefon: 0331-29871-0
Telefax: 0331-29871-77
e-mail: info@vzb.de

Verbraucherzentrale
des Landes Bremen e. V.
Altenweg 4
28195 Bremen
Telefon: 0421-160777
Telefax: 0421-1607780
e-mail:
info@vzhb.de

Verbraucherzentrale Hamburg e. V.
Kirchenallee 22
20099 Hamburg
Telefon: 040-24832-0
Telefax: 040-24832-290
e-mail: info@vzhh.de

Verbraucherzentrale Hessen e. V.
Reuterweg 51-53
60323 Frankfurt
Telefon: 069-972010-0
Telefax: 069-972010-50
e-mail: vzh@verbraucher.de

Verbraucherzentrale
Mecklenburg-Vorpommern e. V.
Strandstraße 98
18055 Rostock
Telefon: 0381-493980
Telefax: 0381-31286
e-mail:
info@verbraucherzentrale-mv.de

Verbraucherzentrale
Niedersachsen e. V.
Herrenstraße 14
30159 Hannover
Telefon: 0511-91196-01
Telefax: 0511-91196-10
e-mail: info@vzniedersachsen.de

Verbraucherzentrale
Nordrhein-Westfalen e. V.
Mintropstraße 27
40215 Düsseldorf
Telefon: 0211-3809-0
Telefax: 0211-3809-172
e-mail:vz.nrw@vz-nrw.de

Verbraucherzentrale
Rheinland-Pfalz e. V.
Ludwigsstr.6
55116 Mainz
Telefon: 06131-2848-0
Telefax: 06131-2848-66
e-mail: info@
verbraucherzentrale-rlp.de

Verbraucherzentrale
des Saarlandes e. V.
Hohenzollernstraße 11
66117 Saarbrücken
Telefon: 0681-500890
Telefax: 0681-58809-22
e-Mail: vz-saar@t-online.de

Verbraucherzentrale Sachsen e. V.
Bernhardstraße 7
04315 Leipzig
Telefon: 0341-6888080
Telefax: 0341-6892826
e-mail: vzs@vzs.de

Verbraucherzentrale
Sachsen-Anhalt e. V.
Steinbocksgasse 1
06108 Halle
Telefon: 0345-29803-0
Telefax: 0345-29803-26
e-mail: vzsa@vzsa.de

Verbraucherzentrale
Schleswig-Holstein e.V.
Bergstraße 24
24103 Kiel
Telefon: 0431-51286
Telefax: 0431553509
e-mail:
info@verbraucherzentrale-sh.de

Verbraucherzentrale Thüringen e. V.
Eugen-Richter-Str. 45
99085 Erfurt
Telefon: 0361-55514-0
Telefax: 0361-5551440
e-mail: info@vzth.de

Weitere nützliche Adressen

Deutsche Gesellschaft für
Ernährung e.V.
Godesberger Allee 18
53175 Bonn
Telefon: 02 28-37 76 60 0

aid infodienst Verbraucherschutz,
Ernährung, Landwirtschaft e.V.
Friedrich-Ebert-Straße 3
53177 Bonn
Telefon: 02 28-84 99-0

Bundesverband für diätetische
Lebensmittel (Diätverband –
Bundesverband der Hersteller für
besondere Ernährungszwecke e.V.)
Godesberger Allee 142–148
53175 Bonn
Telefon: 02 28/30 85 10

Bundesinstitut für
Risikobewertung (BfR)
Thielallee 88–92
14195 Berlin
0 18 88-41 20

Stiftung Warentest
Lützowplatz 11–13
10785 Berlin
Telefon: 0 30-26 31-0

ÖKO-TEST Verlag GmbH
Postfach 90 07 66
60447 Frankfurt am Main
Telefon: 0 69-9 77 77-0

Internetangebote, die interessante Infos für Freizeitsportler bieten:

www.verbraucherzentrale.de
(gemeinsamer Internet-Auftritt der Verbraucherzentralen)
www.vzbv.de
(Verbraucherzentrale Bundesverband e.V. – vzbv)
www.stiftung-warentest.de
(Stiftung Warentest)
www.oekotest.de bzw.
www.carechannel.de
(Internet-Adresse der Zeitschrift ÖKO-TEST)
www.dge.de (Deutsche Gesellschaft für Ernährung)
www.aid.de
(aid infodienst Verbraucherschutz, Ernährung, Landwirtschaft)
www.uni-giessen.de
(viele Infos rund um Sport und Sportlerernährung)
www.uni-hohenheim.de
(viele Infos rund um Sport und Sportlerernährung)
www.dainet.de (Deutsches Agrarinformationsnetz, Zentrale wissenschaftliche Informationseinrichtung des Bundesministeriums für Verbraucherschutz, Ernährung und Landwirtschaft, BMVEL)

Literatur

Bücher für »Fortgeschrittene«

K.-R. Geiß, M. Hamm, Handbuch Sportlerernährung, Hamburg 2000

D. K. Baron, Optimale Ernährung des Sportlers, Stuttgart/Leipzig 1999

aid-Infodienst, Rundum fit mit Sport und Ernährung, Bonn 2002 (Friedrich-Ebertstr. 3, 53117 Bonn)

Stichwortverzeichnis

Ratgeber

Gesundheitskost, gesunde Kost?

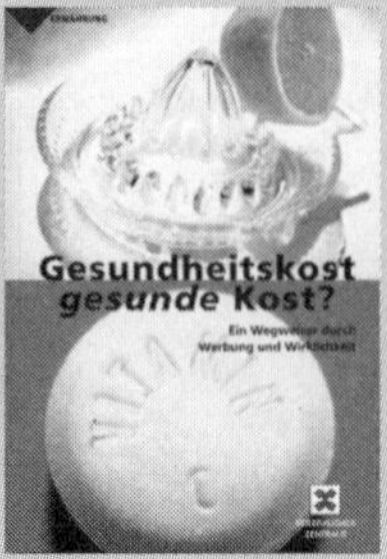

Light-Joghurt, Vitamin-Bonbons, Sportler-Müsli, Kinder-Ravioli: Wohlklingende Werbung vermittelt den Eindruck, dass diese Produkte zu einer gesunden Ernährung gehören. Wir zeigen, was an »Gesundheitskost« dran ist.

230 Seiten, 9,20 €

Vollwertküche

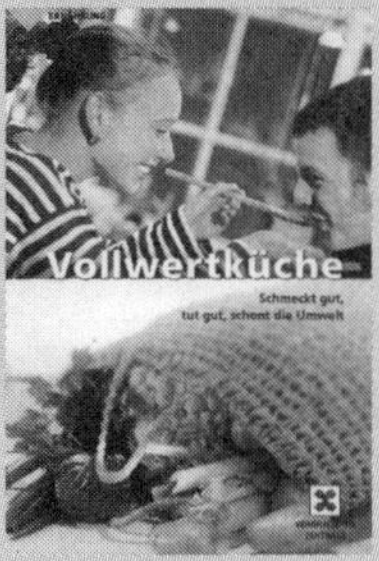

Vollwert-Ernährung bleibt aktuell und ist gesellschaftsfähig. Ein Dutzend Büfett-Vorschläge für vollwertiges Feiern aus rund 150 Rezepten. Vorteile der Vollwert-Ernährung kurz gefasst, Fragen aus der Beratungspraxis. Die Rezepte sind einfach und lecker, bewährt und berechnet, fleischlos.

240 Seiten, 7,16 €

Gewicht im Griff

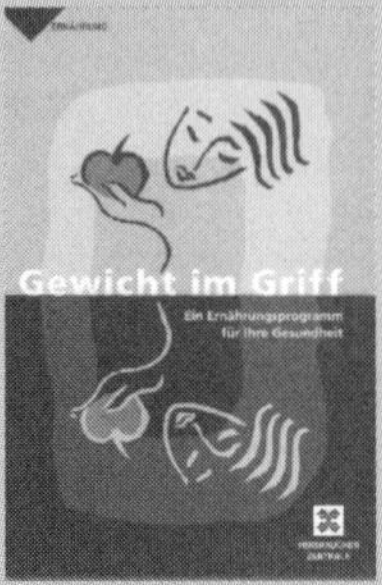

Muss ich abnehmen? Wie(viel)? Glücklichsein ist nicht an Schlanksein gekoppelt. Weg vom Ideal – hin zum Wohlfühlgewicht. Ohne lästiges Kalorienzählen. Mit vielen ausgewogenen und vorberechneten Vollwert-Rezepten zum Nachmachen.

142 Seiten, 7,16 €

Durstlöscher Wasser

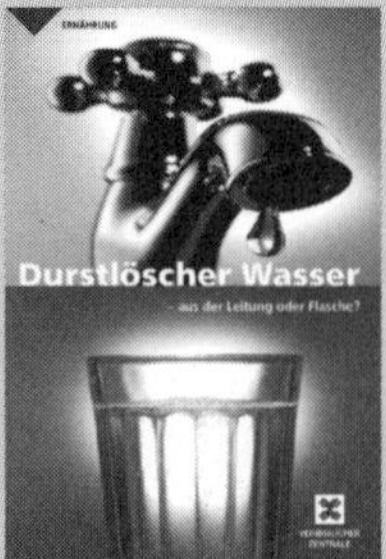

Wasser ist unser wichtigstes Lebensmittel. Doch kennen Sie die Zusammensetzung Ihres Trinkwassers? Wissen Sie, worin der Unterschied zwischen Trinkwasser, Mineralwasser, Tafelwasser, Quellwasser und Heilwasser besteht? Unser Ratgeber informiert über alle Wässer, die man trinken kann – aus der Leitung, aus der Flasche und über selbstgemachte Sprudel.

94 Seiten, 4,09 €

Hier können wir Ihnen nur eine kleine Auswahl unseres mehr als 70 Titel umfassenden Ratgeberprogramms vorstellen. Auf Wunsch senden wir Ihnen gerne die Gesamtübersicht aller Publikationen zu.

Unsere Ratgeber können Sie in den Beratungsstellen der Verbraucher-Zentralen kaufen oder bei den Herausgebern bestellen (siehe Impressum auf Seite 2).

Bitte schicken Sie weder Geld noch Briefmarken.
Sie erhalten mit der Lieferung eine Rechnung.
Zu den genannten Preisen (Stand: Februar 2003) kommen noch Porto und Versandkosten.